Andrea Hesse

Auswege aus der Depression

Andrea Hesse

Auswege aus der Depression

Antworten auf die wichtigsten Fragen

AIRA

Für meine Nichte und Freundin Barbara, die mir immer eine vertrauensvolle Zuhörerin, engagierte Mutmacherin und tatkräftige Unterstützerin war und ist.

Und für meine wunderbaren Kinder Anna Lea und Jonathan, die mein Leben jeden Tag bereichern.

MIX
Papier aus verantwortungsvollen Quellen
FSC® C106847
FSC
www.fsc.org

Neuausgabe 2012

Bisheriger Titel: Depressionen – Was Sie wissen sollten

Umschlagkonzeption und -gestaltung: Verlag AIRA
Umschlagmotiv: © Leonid Tit – Fotolia.com

Satz: Dtp-Satzservice Peter Huber, Freiburg
Herstellung: fgb · freiburger graphische betriebe
www.fgb.de

Printed in Germany

ISBN 978-3-95474-003-1

Inhalt

Vorwort
Behandeln, nicht leiden

Was genau eine Depression ist und wie sie zustande kommt, ist immer noch nicht eindeutig geklärt. Aber viele andere Fragen rund um dieses Thema können beantwortet werden. **Behandeln, nicht leiden** heißt die Devise. Und ebenso lautet mein Rat an die Betroffenen, die noch auf der Suche sind: nach einer richtigen Diagnose für ihre Beschwerden, nach einem Therapeuten, der sie begleitet oder auch nach einer Klinik, in der sie Abstand vom Alltag nehmen können. Depressionen sind eine quälende Krankheit. Aber sie können gut behandelt werden. Wer sich informiert, ist schon ein beträchtliches Stück weiter auf dem Weg und kann ganz maßgeblich dazu beitragen, dass das eigene Leben wieder Freude macht. Es lohnt sich!

Andrea Hesse

Mit Beiträgen von

Dr. Carl-Ludwig v. Ballestrem
Prof. Dr. Otto Benkert
Dr. Claus Briesenick
Dr. Carsten Diener
Prof. Dr. Volker Faust
Michael Freudenberg
Prof. Dr. Ulrich Hegerl
Prof. Dr. Isabella Heuser
Dr. Marcus Ising
Ursula Köberle
Carsten Kolada
Dr. Karl C. Mayer
PD Dr. Anne Maria Möller-Leimkühler
Dr. Dr. Herbert Mück
Dr. Berthold Müller
Prof. Dr. Bruno Müller-Oerlinghausen
PD Dr. Götz Mundle
Dr. Wolfgang Paulus
Dr. H. Pfeiffer
Dr. Simone Schenk
Dipl.-Psych. Elvira Schmidt
Dipl.-Psych. Maren Struve
Sabine Surholt
Prof. Dr. Klaus Wahle

Kapitel 1

Diagnose: Depression

Eine Depression bedeutet keine akute körperliche Gefährdung und ist auch nicht ansteckend. Aber sie ist eine schwer wiegende Erkrankung. Daher gilt: Je früher eine Depression erkannt und behandelt wird, desto besser.

Traurig oder depressiv: Woran erkenne ich, ob ich krank bin? Kann es jeden treffen? Ist der Hausarzt der richtige Ansprechpartner? In diesem Kapitel dreht sich alles um das Thema Diagnose. Mit WHO-Wohlfühlfragebogen.

Ist Depression eine Volkskrankheit?

Ja, das ist sie – leider: Ob alt oder jung, reich oder arm, Manager, Schüler, Angestellte oder Hausfrau. Eine Depression kann wirklich jeden treffen. Die Krankheit ist kein Zeichen von Schwäche, kein persönliches Versagen. Und sie tritt unabhängig vom Familienstand oder von wirtschaftlichen Verhältnissen auf. Das macht es vielfach so schwer, sie zu erkennen. Denn die Depression hat unendlich viele Gesichter. Mal versteckt sie sich hinter Rückenschmerzen, dann wieder hinter unendlicher Müdigkeit. Oft tritt sie in Kombination mit Angst und Unruhe auf. Jeder erlebt die Depression anders – Symptome, Stärke und Dauer sind individuell verschieden. Auslöser sind oft kritische Lebensereignisse wie Tod oder Scheidung, Arbeitslosigkeit, Eintritt in den Ruhestand oder eine schwere Erkrankung, manchmal auch die Geburt eines Kindes, ein Schulwechsel oder der Umzug in eine andere Stadt.

Depressionen sind die wahrscheinlich häufigste seelische Erkrankung. Man schätzt, dass es allein in Deutschland vier Millionen akut Betroffene gibt. Das sind fünf Prozent der gesamten Bevölkerung. Schon jetzt führen Depressionen zusammen mit Herz-Kreislauf-Störungen die Liste der am meisten auftretenden

Krankheiten an. Auch die Weltgesundheitsbehörde (WHO) warnt: Die Zahlen steigen weiter. Im Jahr 2020 werden Depressionen die Volkskrankheit Nummer eins sein.

Jede zweite Familie in Deutschland ist laut einer Forsa-Umfrage schon einmal von Depressionen betroffen gewesen. 53 Prozent von über 1700 Befragten antworteten auf die Frage „Haben Sie selbst oder ein Familienmitglied schon einmal unter Depressionen gelitten?" mit „Ja". Das ergab eine Studie des „Stern"-Sonderheftes „Gesund Leben"[1]. Professor Hans-Ulrich Wittchen, Dresden, spricht sogar von einer „epidemischen Ausbreitung".

Im Jahr 2020 werden Depressionen die Volkskrankheit Nummer eins sein.

Traurig oder depressiv: Woran erkenne ich, ob ich krank bin?

Prof. Dr. Volker Faust

Stimmungsschwankungen sind Teil des normalen menschlichen Erlebens. Trauer ist die schmerzliche Folge eines Schicksalsschlags, aber ebenfalls eine natürliche Reaktionsweise. Die Depression dagegen ist eine Krankheit, die einer entsprechenden Therapie bedarf.

An eine krankhafte Depression ist zu denken:

- wenn der Zustand ununterbrochen über Wochen oder gar Monate hinweg anhält;
- wenn das Beschwerdebild von Betroffenen selbst als quälend, nicht abschüttelbar, ja sogar als ich-fremd empfunden wird, also nicht der gewohnten eigenen Gefühlswelt entspricht;
- wenn das Leid nicht durch entsprechende Zuwendung von Angehörigen und Freunden zu mildern ist;
- wenn Symptome wie die folgenden in den Vordergrund treten: Unfähigkeit sich zu freuen oder Entscheidungen zu treffen, Interesselosigkeit, ständiges und nutzloses Problem-Grübeln, innere Unruhe, Furcht vor dem Alltag oder unbegründbare

[1] Stern-Sonderheft „Gesund Leben", März 2005.

Angst, Müdigkeit, Energielosigkeit, Antriebsschwäche, Schuldgefühle, Leistungseinbruch, gleichgültige Selbstvernachlässigung, Todeswünsche oder gar konkrete Suizidabsichten, ferner ausgeprägte Merk- und Konzentrationsstörungen mit lähmender Vergesslichkeit, Appetitlosigkeit mit Gewichtsverlust, schwindende sexuelle Aktivität, Früherwachen, undefinierbare Druck- und Schweregefühle oder Schmerzen im Bereich von Kopf, Brust und Oberbauch, Mundtrockenheit, Stuhlverstopfung u. a.

Zentral für die Unterscheidung zwischen nachvollziehbarer Trauer und meist grundloser Depression ist die Frage: Erholt sich der Patient rasch, nachdem der Grund für die Trauer wegfällt? (Eine sofortige Symptombefreiung ist allerdings auch hier selten.) Bei Depressionen kann kommen, was will, sogar die längst erhoffte Erfüllung konkreter Wünsche – und es ändert sich erst einmal nichts, bis der krankhafte depressive Verlauf abgeklungen ist.

Prof. Dr. med. Volker Faust
ZfP Südwürttemberg Weissenau
Weingartshofer Str. 2
88214 Ravensburg
Tel.: 0751–7601-0
Fax: 0751–7601-2413

Ich habe zu nichts mehr Lust. Ist das schon Kennzeichen für eine Depression?

Eine schwierige Frage, die nur ein Fachmann beantworten kann. Denn wenn zu der allgemeinen Lustlosigkeit noch andere Symptome hinzukommen – wie beispielsweise ständige Müdigkeit und Appetitverlust –, dann könnte es sich um eine leichte depressive Episode handeln. Vielleicht ist es aber auch nur eine persönliche „Winterschlafphase"? Oder braucht der Körper nach einem anstrengenden Job einfach mal eine Pause? Könnte es sein, dass wichtige Nährstoffe fehlen? Gemeinsam mit Ihrem Arzt kommen Sie der Lustlosigkeit sicher auf die Spur.

Muss ich unbedingt in ärztliche Behandlung?

Depressionen kann man nicht allein behandeln, es muss ein Fachmann hinzugezogen werden. Wenn Sie sich länger als zwei Wochen schlecht fühlen, antriebslos sind, nicht richtig schlafen oder an gar nichts mehr Freude haben, sollten Sie auf jeden Fall zum Arzt gehen. Denn als Erstes brauchen Sie eine eindeutige Diagnose. Der Arzt wird Sie nach Ihren Symptomen fragen, nach Ihrem allgemeinen Gesundheitszustand, nach Krankheiten in Ihrer Familie. Außerdem stehen an: ärztliche Untersuchung und einige Labortests. Immerhin werden etwa zehn bis 15 Prozent aller Depressionen durch allgemeinmedizinische Krankheiten verursacht: z. B. Schilddrüsenunterfunktion oder Krebs. Und es gibt Überschneidungen mit anderen Erkrankungen. Auch einige Medikamente für Herz-Kreislauf-Probleme, Blutdruck senkende Präparate, die Pille und bestimmte Antibiotika können Depressionen auslösen.

Helfen Sie Ihrem Arzt, indem Sie ihn möglichst gut über Ihren Gesundheitszustand informieren: Dazu gehören Angaben über Ihren Alkoholkonsum, verschreibungspflichtige und rezeptfreie Medikamente, die Sie einnehmen, Allergien, psychische Erkrankungen in der Familie. Wichtig sind auch Stressfaktoren in Ihrem Leben und aktuelle Veränderungen wie z. B. Arbeitsplatzwechsel, Trennung vom Partner, Auszug eines Kindes usw. Mitunter ist eine Depression auch eine Reaktion auf massive Veränderungen im persönlichen Umfeld.

Wie die Behandlung aussieht und bei welchem Arzt Sie am besten aufgehoben sind, kann erst nach einer gründlichen Untersuchung entschieden werden.

Eine Depression muss behandelt werden. Wie die für Sie richtige Behandlung aussieht und bei welchem Arzt Sie am besten aufgehoben sind, kann erst nach einer gründlichen Untersuchung entschieden werden. Aber der Weg zum Facharzt lohnt sich auf jeden Fall. Denn Depressionen sind gut behandelbar. Wird nicht nach spätestens sechs Wochen etwas gegen die Erkrankung unternommen, kann sie chronisch werden.

Ist der Hausarzt der richtige Ansprechpartner?

Als erste Anlaufstelle ist der Hausarzt sicher nicht verkehrt. In den meisten Fällen ist er derjenige, der den Patienten, seine Krankengeschichte sowie die Lebensumstände am besten kennt. Viele Betroffene schämen sich, dass es ihnen so schlecht geht, haben Schuldgefühle und empfinden ihre Situation als persönliche Schwäche. Dann ist die vertraute Atmosphäre beim Hausarzt hilfreich für das Gespräch und damit für die richtige Diagnose. Er kann auch die meisten körperlichen Untersuchungen selbst durchführen, um auszuschließen, dass eine andere Erkrankung vorliegt. Bei ganz leichten Depressionen reicht manchmal sogar ein intensives Gespräch in der Praxis aus, um die Dinge wieder ins rechte Licht zu rücken und Selbstheilungskräfte zu aktivieren.

Leider wird in vielen Hausarztpraxen eine Depression jedoch nicht als solche erkannt. Die Zahlen belegen: Von den vier Millionen Betroffenen in Deutschland gehen 60 bis 70 Prozent mit ihren Symptomen zum Hausarzt. Etwa die Hälfte wird richtig diagnostiziert. Von diesen Patienten werden aber nur sieben Prozent ausreichend therapiert. Wenn Sie glauben, dass Sie eine Depression haben, sollten Sie dies Ihrem Arzt gegenüber unbedingt offen ansprechen. Das erleichtert ihm die Diagnose und gezielte Behandlung. Im Gespräch sollten Sie nicht nur die körperlichen Symptome wie beispielsweise Schlafstörungen und Kopfschmerzen erwähnen – die gibt es auch bei vielen anderen Erkrankungen –, sondern vor allem Ihre Antriebslosigkeit und Niedergeschlagenheit beschreiben.

Wenn der Hausarzt organische Erkrankungen wie etwa eine Schilddrüsenunter- oder -überfunktion ausgeschlossen hat und die Diagnose Depression feststeht, wird er mit Ihnen das weitere Vorgehen besprechen. Vor allem bei schweren Depressionen sollte eine Überweisung zum Facharzt erfolgen: zum Psychiater oder zum Neurologen. Beide sind für eine entsprechende Behandlung ausgebildet. Vielleicht wird Ihr Arzt einen Psychotherapeuten zu Rate ziehen oder in ganz akuten Fällen auch gemeinsam mit Ihnen einen Klinikaufenthalt erwägen.

WHO-5-Fragebogen zum Wohlbefinden

Welche der folgenden Aussagen beschreiben am besten, wie Sie sich in den letzten zwei Wochen gefühlt haben? Kreuzen Sie an:

In den letzten zwei Wochen …	Die ganze Zeit	Meistens	Etwas mehr als die Hälfte der Zeit	Etwas weniger als die Hälfte der Zeit	Ab und zu	Zu keinem Zeitpunkt
… war ich froh und guter Laune	5	4	3	2	1	0
… habe ich mich ruhig und entspannt gefühlt	5	4	3	2	1	0
… habe ich mich energisch und aktiv gefühlt	5	4	3	2	1	0
… habe ich mich beim Aufwachen frisch und ausgeruht gefühlt	5	4	3	2	1	0
… war mein Alltag voller Dinge, die mich interessieren	5	4	3	2	1	0

So werten Sie den Fragebogen aus:

Zählen Sie einfach die Punkte bei Ihren Antworten zusammen. Sie können eine Punktzahl von 0 bis 25 erreichen. Beim Höchstwert 25 geht es Ihnen blendend. Liegt das Ergebnis bei 13 oder darunter, sollten Sie mit Ihrem Arzt über Ihr Befinden sprechen. Je schneller Sie eine eindeutige Diagnose haben, desto eher können Sie behandelt werden, damit es Ihnen bald wieder besser geht.

Kann eine Depression jeden treffen? Kann man vorbeugen?

Michael Freudenberg

Meine spontane Antwort auf beide Fragen könnte lauten: „Jein, aber …" Tatsächlich erkranken etwa 15 bis 20 Prozent aller Menschen auf der Welt irgendwann einmal an einer Depression; andererseits haben gegenwärtig etwa fünf Prozent aller Menschen auf der Welt eine Depression. Ob Sie zu den oben genannten 15 bis 20 Prozent gehören, können Sie im Voraus nicht wissen. Das Risiko einer Erkrankung ist erhöht, wenn in Ihrer Familie Depressionen vorkommen. Je näher Ihnen der betroffene Verwandte steht, umso größer ist Ihr eigenes statistisches Risiko (in absteigender Folge: eineiiger/zweieiiger Zwilling, Elternteil, Geschwister, Großeltern, Onkel, Tante). Das bedeutet, dass die genetische Veranlagung bei der Entstehung einer Depression eine beträchtliche Rolle spielt. Weitere Ursachen können biologische Faktoren (Hirnstoffwechsel/Stresshormone) und negative Erfahrungen in der frühen Kindheit sein.

Zusätzlich zu diesen Ursachen bedarf es eines Auslösers der Depression, der nicht in allen Fällen gefunden werden kann. Zumeist handelt es sich um belastende Lebensereignisse oder auch Stress in beliebiger Form. Die persönlichen Verarbeitungsmöglichkeiten, über die der betroffene Mensch bisher verfügte, versagen und es kommt zur Depression.

So kam es auch bei mir zum Auftreten dieser Erkrankung. Die Tatsache, dass ich Psychiater bin, konnte nicht verhindern, dass ich, bei genetischer Vorbelastung sowohl in der väterlichen wie in der mütterlichen Familie, plötzlich nicht mehr wie 26 Jahre zuvor die alltäglichen Arbeitsbelastungen bewältigen konnte und eine schwere Depression entwickelte (deren Behandlungsbedürftigkeit ich, wie die meisten Betroffenen, erst viele Monate zu spät erkannte), die sich unter medikamentöser und psychotherapeutischer Hilfe vollständig zurückbildete.

Zur Frage der Vorbeugung: Viele Betroffene werden nur einmal in ihrem Leben krank und müssen für nur acht bis zwölf Monate die Behandlung fortsetzen. Dieser Zeitraum wird oft nicht eingehalten („Es geht mir doch wieder gut") – der häufigste Grund für einen Rückfall. Sollte man aber erneut Anzeichen einer Erkrankung wahrnehmen, muss die Behandlung schnellstmöglich wieder aufgenommen und über mehrere Jahre fortgesetzt werden. Neben einer antidepressiven Medikation ist auch an eine so genannte medikamentöse Phasenprophylaxe mit einem „Stimmungsstabilisierer" zu denken. Unter dieser Behandlung halbiert sich die Wahrscheinlichkeit eines Rückfalls bzw. die Phasen treten ggf. seltener auf und sind auch schwächer ausgeprägt. Von ebenso großer Bedeutung ist eine Lebensführung, in der sich der Betroffene der einmal erlittenen Erkrankung bewusst ist: Positives und entlastende Dinge oder Inhalte sollten im Vordergrund stehen. Sobald die möglichst präzise erkannten, zuvor im Rahmen der Therapie erarbeiteten Frühwarnsymptome wieder auftreten, sollte die sofortige Kontaktaufnahme zu einem Arzt/Psychotherapeuten erfolgen, dem man vertraut.

Dr. med. Michael Freudenberg
Facharzt für Psychiatrie und Psychotherapie
AMEOS Psychiatrium GmbH
Wiesenhof
23730 Neustadt
Tel.: 04561–611-0, Fax: 04561–611-4315

Wie kommt es eigentlich zu einer Depression?

Bei einer Depression kommen meist mehrere Faktoren zusammen (daher spricht man auch von einem multifaktoriellen Ansatz):

- die Veranlagung: Wenn in der Familie schon jemand Depressionen hat, ist das Risiko größer, selbst krank zu werden.
- ein Ungleichgewicht der Botenstoffe Serotonin und Noradrenalin: Etwa 25 Milliarden Nervenzellen tauschen in unserem Gehirn Informationen aus. Eine wichtige Rolle spielen dabei als

Transportmittel die Botenstoffe, so genannte Neurotransmitter. Diese sind bei einer Depression durcheinander geraten, der Stoffwechsel funktioniert in den Bereichen, die für Freude und Zufriedenheit zuständig sind, nicht mehr richtig.

- ein einschneidendes Ereignis, das oftmals Auslöser ist: Das kann die Trennung vom Partner sein, ein Todesfall, Probleme im Beruf oder auch ein Umzug in eine andere Stadt.

Kann ein Todesfall eine Depression auslösen?

Es ist erwiesen, dass Tod oder auch Scheidung Depressionen auslösen können. Wenn man einen geliebten Menschen verliert, ist das zunächst einmal ein Schock. Man ist traurig – eine ganz normale menschliche Reaktion. Verlust- und Trennungserlebnisse zählen – wie auch beispielsweise Arbeitslosigkeit oder schwere Erkrankungen – zu den so genannten kritischen Lebensereignissen (auch life events genannt), die je nach Konstitution des Einzelnen unterschiedlich verarbeitet werden und die eben auch zu einer Depression führen können.

> Es ist erwiesen, dass Tod oder auch Scheidung Depressionen auslösen können.

Traurig oder depressiv? Die Abgrenzung ist schwierig, aber sehr wichtig, damit eine eventuelle Depression auch entsprechend behandelt wird. (s. a. S. 16, Traurig oder depressiv: Woran erkenne ich, ob ich krank bin?)

Welche Formen der Depression gibt es?

Je nachdem, wie schwer die Depression ist, unterscheidet der Arzt so genannte depressive Episoden: leicht, mittelschwer und schwer.

Hauptsymptome

- Depressive Stimmung die meiste Zeit des Tages, fast jeden Tag.
- Verlust von Interesse und Freude an Aktivitäten, die normalerweise als angenehm erlebt wurden.
- Verminderter Antrieb oder erhöhte Ermüdbarkeit.

Nebensymptome

- Vermindertes Selbstvertrauen und Selbstwertgefühl
- Schuldgefühle
- Selbstmordgedanken und -absichten
- Konzentrationsschwierigkeiten
- Schlafstörungen
- Appetitverlust oder gesteigerter Appetit

Treffen mindestens zwei Hauptsymptome und zwei Nebensymptome zusammen, spricht man von einer leichten depressiven Episode. Treffen mindestens zwei Hauptsymptome und drei Nebensymptome zusammen, liegt eine mittelschwere depressive Episode vor. Treffen alle drei Hauptsymptome und mindestens vier Nebensymptome zusammen, handelt es sich um eine schwere depressive Episode.

Wenn diese Symptome mindestens zwei Wochen andauern, kann man in der Regel davon ausgehen, dass eine Depression vorliegt.

Bestehen die Symptome erst seit einigen Wochen oder Monaten und sind erstmalig aufgetreten, sprechen Fachleute von einer einzelnen depressiven Episode. Wenn aber bereits zu irgendeinem früheren Zeitpunkt ein ähnlicher Zustand vorlag, nennt man dies eine so genannte rezidivierende (wiederkehrende) Depression. Bei jahrelangen depressiven Verstimmungen sprechen Fachleute von einer dysthymen Störung (s. a. S. 26, Was versteht man unter Dysthymie?).

> Experten unterscheiden leichte, mittelschwere und schwere Depressionen.

Was ist eine Winterdepression?

Je kürzer und dunkler im Herbst die Tage werden, desto öfter hört man den Satz: „Dieses Wetter macht mich ganz depressiv“ oder „Es wird so früh dunkel, ich krieg Depressionen“. In der Regel meinen die Menschen dann nicht eine wirkliche Depression, sondern sie umschreiben ihre Stimmung bei trübem Wetter und an dunklen, tristen Tagen. Sie sehnen sich nach Licht und Sonne, nach Wärme und nach Farben.

Aber es gibt sie wirklich, die so genannte Winterdepression: Die Betroffenen fühlen sich im Herbst und Winter schlapp, lustlos, niedergeschlagen, ohne Energie und können sich oft auch nicht konzentrieren. Anders als bei der „echten“ Depression leiden sie nicht unter Einschlaf- und/oder Durchschlafstörungen oder nehmen an Gewicht ab. Das genaue Gegenteil ist der Fall: Sie wollen am liebsten die ganze Zeit schlafen und haben Heißhunger auf kohlenhydratreiche Lebensmittel wie Süßigkeiten, Nudeln und Brot, nehmen also eher an Gewicht zu.

All diese Symptome treten meist regelmäßig nur im Herbst und Winter auf, im Frühling und Sommer geht es den Betroffenen bestens. Daher spricht man auch von der saisonal abhängigen Depression – kurz SAD (aus dem Englischen: Seasonal Affective Disorder). In Deutschland leiden etwa 800 000 Menschen unter dieser Unterform der depressiven Erkrankung. Man geht davon aus, dass die geringe Lichtmenge in den sonnenarmen Jahreszeiten mit dafür verantwortlich ist. Das belegen auch weitere Zahlen: Im Sonnenstaat Florida/USA beispielsweise ist SAD kaum bekannt, nur 2,6 Prozent der Bevölkerung sind davon betroffen. In Alaska wiederum klagen mehr als 20 Prozent der Menschen über entsprechende Symptome.

Nur wenige Betroffene werden einen ausgedehnten Winterurlaub im sonnigen Süden arrangieren können, um Licht und Sonne zu tanken. Helfen können in unseren Breiten regelmäßige Spaziergänge bei Tageslicht. Nutzen Sie die Kraft der Sonne, ihr Licht beeinflusst unsere innere Uhr. Eine Stunde sollte man allerdings schon an der frischen Luft bleiben, am besten am Morgen. Eine weitere Möglichkeit der Behandlung ist die Lichttherapie (s. a. S. 122, Wie funktioniert eine Lichttherapie?).

Man geht davon aus, dass die geringe Lichtmenge in den sonnenarmen Jahreszeiten mit für die Winterdepression verantwortlich ist.

Was versteht man unter Dysthymie?

Dysthymie kommt aus dem Griechischen und bedeutet schlechte Laune, Verstimmtsein, Missstimmung. Mit der landläufigen schlechten Laune hat dieses Krankheitsbild allerdings wenig zu tun. Dysthymie fällt ebenfalls unter die depressiven Störungen. Zwar sind die Symptome nicht so schwer wie bei der typischen Depression, sie dauern aber wesentlich länger – mindestens zwei Jahre. Beschwerdefreie Phasen sind selten. „Die ist aber schlecht gelaunt“, „Immer dieser Miesepeter“, denken oft Angehörige und Freunde und ahnen nicht, dass eine Erkrankung dahintersteckt. Die Betroffenen können ihren Alltag meist gerade noch mit letzter Kraft aufrechterhalten, sind aber meist vollkommen erschöpft und sehr pessimistisch.

Experten gehen davon aus, dass etwa drei Prozent aller an einer Depression Erkrankten unter Dysthymie leiden. Meistens tritt diese chronische Form der Krankheit im frühen Erwachsenenalter auf. Frauen sind, wie auch bei den anderen depressiven Störungen, etwa zweimal häufiger betroffen als Männer. Unverheiratete und Menschen mit geringem Einkommen leiden besonders häufig unter Dysthymie.[2] Nicht selten dauert sie ein Leben lang.

Dysthymie bezeichnet eine chronische depressive Verstimmung, die über mindestens zwei Jahre besteht.

Können Panikattacken ein Zeichen für eine Depression sein?

Viele Menschen leiden unter plötzlich auftretenden Panikattacken, die zu den Angststörungen zählen. Symptome sind beispielsweise Schwindel, Atemnot, Erstickungsgefühle, Enge im Hals, Übelkeit und Hitzewallungen. Betroffene berichten auch von Herzrasen, Benommenheit oder dem Gefühl, verrückt zu werden. Häufig kommt es in der Folge zum so genannten Vermeidungsverhalten: Manche Menschen gehen überhaupt nicht mehr aus dem Haus.

---

2 Anke Rohde/Andreas Marneros: Die vielen Gesichter der Depression, Bremen 2001.

Der Lebensstil wird eingeschränkt, der Aktionsradius kleiner und kleiner. Viele meiden Orte oder Situationen, die nach ihrer Erfahrung Panikattacken auslösen könnten.

Die Abgrenzung zwischen Angsterkrankung / Panikattacken und depressiver Störung ist schwierig. Nicht selten ist die Depression eine Folge der Angsterkrankung. Die so genannte Komorbidität (lat: morbus: Krankheit), das gleichzeitige Auftreten mehrerer Krankheiten wie zum Beispiel Panikstörung, Alkoholismus, Zwangserkrankung oder chronischen Schmerzen plus Depressionen ist sehr hoch anzusetzen – bei fast 70 Prozent, so Expertenschätzungen.[3]

Angsterkrankungen zählen neben Depressionen zu den häufigsten psychischen Störungen. Dazu gehören auch die generalisierte Angststörung – die Betroffenen haben ständig Angst, sind besorgt über Alltäglichkeiten –, Phobien wie beispielsweise Höhenangst oder Furcht vor Spinnen und Zwangsstörungen.

Depressive Symptome können typische Begleiterscheinungen einer Angsterkrankung sein – dazu zählen auch Panikattacken. Umgekehrt können Panikattacken aber auch ein wesentliches Begleitsymptom einer Depression sein. Nur der Arzt kann eine eindeutige Diagnose stellen. Beide Störungen – ob sie nun getrennt oder zusammen auftreten – können gut behandelt werden.

Was ist der Unterschied zwischen Burn-out und Depression?

Dr. Götz Mundle

Burn-out und Depression sind zwei eigenständige Begriffe zur Beschreibung ähnlicher Störungsbilder aus unterschiedlichen Blickwinkeln. Burn-out – früher als Helfer-Syndrom bezeichnet – ist eine Definition aus dem Bereich der Sozialpsychologie und wurde 1974 von Herbert Freudenberger erstmals unter diesem Namen beschrieben. Er untersuchte ehrenamtliche Mitarbeiter von Hilfsorganisationen wie therapeutischen Wohngemeinschaften, Frauenhäusern oder Kriseninterventionszentren. Typischerweise fand er

---

[3] Stern-Sonderheft „Gesund Leben“, März 2005.

bei Menschen, die sich in ihrem Beruf „überengagieren“ und sehr motiviert sind, Gefühle von Unzufriedenheit, Resignation, innerer Leere und Erschöpfung. Bestanden diese Symptome schon über einen längeren Zeitraum, so entwickelten sich häufig körperliche Beschwerden wie Kopfschmerzen, Rückenschmerzen, Verspannungen oder gravierende psychische Beschwerden im Sinne einer Depression. Eine Depression kann sich aus einem Burn-out-Syndrom entwickeln, ist aber eine eigenständige medizinische Störung entsprechend einer Definition der Weltgesundheitsorganisation. Im Gegensatz zum Burn-out sind die äußeren Faktoren nicht nur auf das berufliche Umfeld begrenzt. Beim Burn-out steht die berufliche Überlastung im Vordergrund.

Burn-out ist, weil durch die Arbeit verursacht, das heute „gesellschaftsfähigere“ Krankheitsbild. Über eine berufliche Überforderung kann man offen sprechen, Burn-out ist der Orden der Leistungswilligen. Burn-out zu haben bedeutet, beruflich engagiert zu sein, hohe Leistungsansprüche an sich selbst zu stellen und Opfer seiner eigenen Leistungsbereitschaft zu sein. Depression ist dagegen stark mit dem Stigma der Schwäche und des Versagens verbunden. Betroffen sind beim Burn-out primär die erfolgreichen leistungsfähigen Männer, bei der Depression eher die Frauen. Allerdings ist festzustellen, dass Burn-out bei Frauen heute zunehmend Beachtung findet und die ursprüngliche Hypothese, dass Burn-out hauptsächlich Männer betrifft, nicht mehr aufrechterhalten werden kann.

Die Therapie beider Störungen orientiert sich an den Symptomen und kann psychologische und medikamentöse Verfahren beinhalten. Bei einem Burn-out sind in einer Gesprächstherapie vor allem die beruflichen Anforderungen und der Umgang mit den eigenen Leistungsansprüchen und -kapazitäten zu bearbeiten. Erster Schritt ist die Analyse der äußeren und inneren Ansprüche an sich selbst. Meist ist nicht die berufliche Anforderung an sich das zentrale Problem des Burn-out, sondern eigene entwicklungsgeschichtliche Prägungen aus der Kindheit, die überhöhte Selbstanforderungen bedingen. Die Einnahme von Medikamenten ist beim Burn-out eher die Ausnahme.

Eine Depression ist eine mehrdimensionale Erkrankung, bei der eine berufliche Überforderung meist nur eine untergeordnete Rolle spielt und die in jedem Alter auftreten kann. Entsprechend der individuell sehr unterschiedlichen Entstehungsweisen einer Depression sind die Behandlungselemente je nach Einzelfall differenziert anzuwenden und beinhalten neben den psychologischen Gesprächsverfahren meist auch eine medikamentöse Therapie.

Privatdozent Dr. Götz Mundle
Büro Berlin
Charlottenstraße 60,
10117 Berlin
Tel. 030/319 85 04-00
Fax 030/319 85 04-11
www.oberbergkliniken.de

Major Depression – was ist das?

Die Bezeichnungen für die Krankheit Depression sind unterschiedlich. So verwendet beispielsweise die amerikanische psychiatrische Gesellschaft den Begriff „Major Depression". Das bei uns gültige Einteilungssystem ICD-10 nennt die Erkrankung „depressive Episode". Gemeint ist jeweils die häufigste Form der Depression. Sie heißt auch „unipolare Depression", im Gegensatz zur „bipolaren Störung", bei der sich manische und depressive Episoden, also Hochs und Tiefs, abwechseln.

> Major Depression, depressive Episode oder unipolare Depression sind Fachbegriffe für die Erkrankung, die allgemein als Depression bezeichnet wird.

Neben dieser häufigsten Form der Depression gibt es weitere Störungsbilder, die aber in diesem Buch nur am Rande erwähnt werden können (s. a. S. 24, Was ist eine Winterdepression? oder S. 26, Was versteht man unter Dysthymie?).

Was bedeuten ICD-10 und DSM-IV?

Wo fängt eine Depression überhaupt an? Ist es lediglich eine leichte oder bereits eine schwere depressive Episode? Welche Symptome müssen zusammenkommen, damit man von einer Erkrankung spricht? Um Krankheiten zu beschreiben, hat man so genannte Klassifikationssysteme entworfen. Diese erleichtern es dem Arzt, eine richtige Diagnose zu stellen. In Europa und bei der Weltgesundheitsorganisation heißt dieses System ICD-10. ICD steht für International Classification of Diseases und 10 für die zehnte Überarbeitung. Denn sowohl dieses Einteilungssystem als auch das DSM-IV werden regelmäßig aktualisiert.

ICD-10 und DSM-IV sind Einteilungssysteme für Krankheiten und erleichtern dem Arzt die Diagnose.

Das DSM-IV (Diagnostic and Statistical Manual of Mental Disorders, vierte Überarbeitung) ist das Klassifikationssystem der amerikanischen psychiatrischen Gesellschaft. Die beiden Einteilungssysteme sind sich ähnlich, haben oft nur unterschiedliche Bezeichnungen. Ein Beispiel: Die häufigste Diagnose ist die so genannte unipolare Depression: Das ICD-10 nennt sie „depressive Episode“ und unterscheidet dabei zwischen leicht, mittelschwer und schwer. Im DSM-IV heißt die depressive Störung „Major Depression“.

Manche Menschen brauchen Jahre, bis ihre Krankheit erkannt wird. Woran liegt das?

Das liegt zum einen daran, dass viele Betroffene nicht zum Arzt gehen oder ihre psychischen Beschwerden dort gar nicht vorbringen, sondern nur die körperlichen Symptome aufzählen. Darüber hinaus kennen sich viele Hausärzte mit dem Krankheitsbild leider nicht besonders gut aus. Und natürlich gibt es auch Patienten, die die Diagnose Depression gar nicht hören wollen, weil sie Angst davor haben, sich schämen oder nichts damit anfangen können.

Kaum zu glauben, aber wirklich wahr: Jede zweite Depression wird nicht erkannt. Denn Depression ist nicht nur eine schwer wiegende, sondern vor allem auch eine tückische Krankheit. Sie hat viele Gesichter: Manchmal kommt sie schlagartig, dann wieder schleicht sie sich langsam an. Oft versteckt sie sich hinter körperlichen Beschwerden wie beispielsweise Rückenschmerzen oder Kopfweh. Oder die Depressionen sind Symptom einer anderen Erkrankung. Das alles erschwert die Diagnose. Hinzu kommt, dass keine zwei Menschen genau die gleichen Depressionen haben. Die Symptome können ähnlich sein, aber jeder Betroffene leidet anders.

Depressionen hat jeder mal. Man muss sich einfach nur zusammenreißen. Stimmt das?

Sich einfach zusammenreißen? Wenn es doch nur so leicht wäre! Gelegentliche Stimmungstiefs und Depressionen wirken auf den ersten Blick ähnlich, sind aber grundverschieden voneinander. Gefühllosigkeit, Freudlosigkeit, negative Gedanken, Hoffnungslosigkeit und starke Schuldgefühle – durch solche und weitere Symptome zeichnet sich die Depression aus. Die Betroffenen leiden sehr, das hat nichts mit Trauer oder Verstimmung zu tun. Depressive stecken Tag für Tag in ihrer Seelenqual.

> Depression ist weder mit Willensstärke noch allein mit Hilfe von Familie und Freunden zu vertreiben. Betroffene brauchen ärztliche Unterstützung. Devise: behandeln, nicht leiden.

Aus eigener Kraft finden Betroffene in der Regel nicht aus ihrem Tief. Sie brauchen viel Geduld und vor allem ärztliche Hilfe. Es fehlt an Lebensenergie, alles fällt unendlich schwer. Manche kommen morgens nicht einmal aus dem Bett, einfachste Tätigkeiten wie Einkaufen oder auch Telefonieren werden zur Qual. Wenn man dann noch Sätze hört wie „Reiß dich mal zusammen“, „Stell dich nicht so an“ oder „Du hast doch gar keinen Grund“, nimmt die innere Isolation u. U. noch zu.

Kapitel 2

Ursachen und Hintergründe

Familiengeschichte, Botenstoffe, Stress, Arbeitslosigkeit, Risikofaktoren, Schuld, Scham oder Selbstmordgefahr – all diese Begriffe spielen im Zusammenhang mit Depressionen eine Rolle.

Für den Einzelnen sind unterschiedliche Aspekte bedeutsam und wichtig. Denn jeder erlebt die Depression anders. Fest steht: Wer über seine Krankheit Bescheid weiß, Ursachen und Hintergründe kennt, kann viel zum Erfolg seiner Behandlung beitragen.

Seit wann gibt es die Krankheit?

Depressionen sind seit Beginn der Menschheitsgeschichte bekannt und wurden bereits vor mehr als 2000 Jahren wissenschaftlich beschrieben. Die Melancholie, eine der frühesten Bezeichnungen für eine Depression, geht auf Hippokrates zurück.

Zu allen Zeiten, in allen Kulturen, Religionen und Gesellschaftsformen gab und gibt es Depressionen. Ärzte, Philosophen und Dichter haben die Krankheit durch alle Jahrhunderte hindurch beschrieben – von der Antike bis in unsere Zeit. Vor 2400 Jahren etwa prägte der altgriechische Arzt Hippokrates den Begriff der Melancholie. Er bezeichnete eine niedergedrückte Stimmung, die Körper und Seele des Menschen erfasst. Die Empfindungen der Betroffenen sind denen erkrankter Menschen aus früheren Zeiten sicher sehr ähnlich. Was sich im Laufe der Jahrhunderte geändert hat, sind die Diagnostik und die Therapie.

Sind heute mehr Menschen von Depressionen betroffen als in früheren Zeiten?

Ja. Untersuchungen haben nachgewiesen, dass die Fälle mit der eindeutigen Diagnose Depression zunehmen. Außerdem werden immer mehr Antidepressiva verschrieben. Die Weltgesundheitsorganisation warnt: Depressionen entwickeln sich zur häufigsten Volkskrankheit. Angst um den Arbeitsplatz, Trennungen und Scheidungen, hektischer Alltag – das könnten Gründe für die steigende Zahl der Erkrankungen sein. Die modernen Lebensverhältnisse tragen sicherlich dazu bei, dass sich Depressionen immer mehr ausbreiten. Es gibt aber auch Experten, die davon ausgehen, dass die Zahl der Betroffenen nicht gestiegen ist, sondern unsere Wahrnehmung der Krankheit sich verändert hat. Denn seit sich Prominente wie der Fußballspieler Sebastian Deisler, die Sängerin Michelle, Ingrid Steeger und andere öffentlich zu ihrer Krankheit bekennen, berichten auch die Medien öfter über Depressionen. Anders als Masern, Diabetes oder Bluthochdruck sind psychische Erkrankungen allerdings immer noch weit davon entfernt, gesellschaftlich akzeptiert zu sein.

Kommt die Depression schlagartig oder schleichend?

Meist entwickelt sie sich schleichend: Man hat keinen Appetit mehr, leidet an Schlafstörungen, nichts macht mehr richtig Freude. Dinge, die man sonst gerne getan hat – wie beispielsweise Freunde besuchen, Sport treiben –, werden zur Last und fallen einem schwer. Andererseits gibt es auch Betroffene, die auf die Stunde genau sagen können, wann die Krankheit in ihr Leben eingebrochen ist.

Gibt es Risikofaktoren?

Einige Menschen sind anfällig für Herz-Kreislauf-Erkrankungen, andere für Kopfschmerzen – und es gibt Risikofaktoren, an einer Depression zu erkranken.

Wer bereits früher Depressionen hatte, muss damit rechnen, dass es ihn noch einmal treffen kann (nicht muss!). Je mehr depressive Episoden jemand erlebt hat, desto größer ist die Wahrscheinlichkeit, dass dies passiert. Wenn in der Familie bereits depressive Erkrankungen vorliegen, ist das Risiko ebenfalls erhöht. Fachleute sprechen dann von familiärer oder genetischer Disposition. Studien zeigen, dass das Erkrankungsrisiko bei Kindern depressiver Eltern um das Zwei- bis Dreifache erhöht ist.

Fast alle Untersuchungen kommen zu dem Ergebnis, dass für geschiedene oder getrennt lebende Menschen das Risiko, an einer Depression zu erkranken, höher ist als für Ledige oder Verheiratete. Auch Angststörungen, Suchtprobleme, Zwänge und chronische Schmerzen machen anfällig. Ein wichtiger Aspekt sind akute Belastungssituationen: Tod eines Angehörigen, Trennung vom Partner, Mobbing im Job – einschneidende Erlebnisse wie diese sind oft Auslöser einer Depression. Außerdem zählen zu den Risikofaktoren mangelndes Selbstwertgefühl, Versagens- und Zukunftsängste sowie negative Kindheitserlebnisse: Die in den ersten Lebensjahren gemachten Erfahrungen prägen das spätere Verhalten und die Fähigkeit, mit Stress und negativen Gefühlen umzugehen – Grundsteine seelischer Gesundheit. (s. a. unten, Macht Stress depressiv?)

Fachleute sprechen in diesem Zusammenhang auch von Vulnerabilität. Der Begriff kommt aus dem Lateinischen und bedeutet Verletzbarkeit, Verwundbarkeit. Menschen mit einer entsprechenden Vorgeschichte, negativen Kindheitserfahrungen und einer Neigung zu pessimistischem Verhalten sind vulnerabel, verletzbarer – und damit anfälliger für eine Depression. Das heißt aber nicht, dass sie zwangsläufig krank werden müssen.

Macht Stress depressiv?

Prof. Dr. Otto Benkert

Der Faktor Stress, genauer: Dauerstress, wurde bisher bei der Entstehung einer Depression viel zu wenig berücksichtigt. Dabei haben Dauerstress und Depression gemeinsame Wurzeln und führen leider beide zu ähnlichen fatalen körperlichen Folgekrankheiten. Die StressDepression muss wegen ihrer Häufigkeit und ihrer

Schwere als ein verkanntes Massenleiden bezeichnet werden. Die enge Verknüpfung von Stress und Depression soll auch begrifflich und orthographisch als eine Art Warnruf verdeutlicht werden: StressDepression!

Die StressDepression beinhaltet drei Phasen:

- In der Vorphase entwickelt sich der Dauerstress.
- In der Kernphase entsteht die stressbedingte Depression, die StressDepression.
- In der Folgephase kommen körperliche Krankheiten hinzu.

Aus der Stressforschung ist bekannt, dass sich der Organismus des Tieres und des Menschen an eine akute Belastung anpassen muss und kann. Wenn wir in Gefahr geraten, ist diese Anpassung lebensrettend. Bei akutem Stress schlägt der Körper Alarm. Es kommt zu einer gesunden Alarmreaktion; wenn die Gefahr vorüber ist, ebbt sie ohne negative Folgen für den Organismus wieder ab. Adrenalin, das aus der Nebenniere ausgeschüttet wird, ist ein wichtiger Botenstoff des so genannten sympathischen Nervensystems, das diese Reaktion steuert. Gleichzeitig wird bei akutem Stress im Gehirn das Kortikotropin-Freisetzungshormon CRH vermehrt gebildet und freigesetzt. Dadurch kommt es schließlich zu einer vermehrten Produktion des Stresshormons Kortisol. Durch die erhöhte Kortisolmenge werden, ähnlich wie über den aktivierten Sympathikus, bei akuter Gefahr die Glukose- und Fettreserven aus den körpereigenen Energiereserven freigesetzt. Der Mensch ist so für Kampf- oder Fluchtreaktionen gut gerüstet.

Was aber geschieht, wenn der Stress lange andauert? Das ist der Fall beim Dauerstress und bei der Depression: Die Kortisol- und Adrenalinproduktion stoppt nicht, sondern findet kontinuierlich weiter statt. Darauf ist jedoch der Körper nicht eingestellt und es kommt zu vielfältigen Fehlfunktionen und ernsthaften körperlichen Erkrankungen. Der Körper hat eben nicht mehr die Möglichkeit, wie bei unseren Vorfahren in der Steinzeit, die mobilisierten Energien durch Flucht oder Angriff über die direkte Bewegung abzubauen.

Wir müssen heute viel zu häufig im Dauerstress verharren, weil wir uns gegen die chronischen Belastungen nicht wehren können. Wir haben Sorgen um unseren Arbeitsplatz und Zukunftsängste oder Ärger in der Familie oder wir sitzen einen ganzen Arbeitstag lang am Computer. Dabei hätten auch wir eine gute Chance, die „angestaute Energie“ über andere Verhaltensweisen, etwa durch angenehme Gespräche, durch Entspannung, durch sportliche oder sexuelle Aktivität zu entladen. Aber dazu fehlt uns meist die Zeit oder die Gelegenheit.

In jedem Fall braucht der Mensch im Stress Erholungsphasen, um Langzeitschäden zu vermeiden. Die Folge ist sonst Erschöpfung; sie ist bereits eine der häufigsten Charakteristika von Dauerstress. Die übrigen Symptome zeigen sich auf drei Ebenen: auf der körperlichen Ebene, der Verhaltensebene und der Ebene der Gedanken und Gefühle (kognitiv-emotionale Ebene). Sie können manchmal nur schwer von depressiven Symptomen abgegrenzt werden. Dauerstress und Depression sind also zwei sehr ähnliche Phänomene. Die Reaktionen auf Stress und die Symptome einer Depression sind teilweise identisch. Dauerstress geht oft in eine Depression über. Beide führen jeweils zu Veränderungen im Gehirn, die dieselben Folgen haben, und sie führen zu den gleichen körperlichen Erkrankungen, die sehr ernst sind und tödlich enden können.

Im Zentrum der möglichen Folgeerscheinungen der StressDepression stehen die Herz-Kreislauf-Erkrankungen mit Arteriosklerose, Bluthochdruck und Schlaganfall, dann der Diabetes mellitus und schließlich die Osteoporose. Jeder Patient mit einer Stress-Depression sollte sehr sorgfältig internistisch untersucht werden. Umgekehrt ist auch bei jeder Herz-Kreislauf-Erkrankung zu prüfen, ob eine Depression vorliegt. Inzwischen wird vermutet, dass beide Krankheiten eine gemeinsame genetische Grundlage haben. Dauerstress und Depression – so zeigte die Interheart-Studie von Yusuf[4] – sind fast so starke Risikofaktoren für Herz-Kreislauf-Erkrankungen

[4] Yusuf, S. et al. Effect of potentially modifiable risk factors associated with myocardial infarction in 52 countries (the Interheart study): case control study. Lancet, 364, 937, 2004.

wie das Rauchen. Es ist eine wichtige Aufgabe des Arztes oder des Psychologen, zum einen diese Symptome rechtzeitig zu erkennen und zum anderen die für diese Symptome verantwortlichen Belastungen und Stressoren zu identifizieren. Geschieht dies nicht, kann der Dauerstress in eine Depression übergehen.

Nicht der Stressor allein, sondern die individuell empfundene Intensität ist der Maßstab für die Belastung. Diese wird durch die vorhandenen Ressourcen, die zum Teil in der Persönlichkeit liegen, und die Möglichkeit der Stressverarbeitung, das so genannte positive oder negative Coping-Verhalten, bestimmt. Stress ist nicht gleich Stress. Wer über Pufferzonen verfügt und sie richtig einsetzt, kann sich vor Dauerstress und seinen Folgen schützen. Wer individuelle Schwächen nicht leugnet und an ihnen positiv arbeitet, hat gute Chancen, seine Stressresistenz zu stärken.

Zur ausführlichen individuellen Ermittlung und Bewertung von Stress wurde der Test „Stressdiagnostik“ entwickelt. Er ist ein Computerprogramm, das in einer knappen Stunde einen Überblick über die Belastungssituation, Stärken und Schwächen im Umgang mit Stressoren und gesundheitliche Folgen verschafft. Das Erkennen der Ressourcen bildet das Herzstück der „Stressdiagnostik“. Der Test dient der individuellen Risikovorsorge und der Prävention stressbedingter Erkrankungen und kann unter *www.test-park.de* aufgerufen werden. Durch die Beschreibung der StressDepression ist es möglich geworden, neue Wege zur gezielten Prävention und Therapie der Depression durch Abbau von Dauerstress zu erreichen.

Prof. Dr. Otto Benkert
www.OttoBenkert.de

Weitere Infos:

Otto Benkert: StressDepression. Die neue Volkskrankheit und was man dagegen tun kann,
C. H. Beck Verlag 2005.

Viele Menschen haben Angst um ihren Job oder sind arbeitslos. Sind sie besonders gefährdet?

Untersuchungen der Techniker-Krankenkasse (TK) und der DAK belegen: Stress und Arbeitslosigkeit haben zu einer starken Zunahme psychischer Erkrankungen geführt. Eine der häufigsten Diagnosen dabei: Depression. Hinzu kommt noch die fehlende Zukunftsperspektive – vor allem für ältere Arbeitnehmer.

Angst, einen Fehler zu machen, dazu Hektik, Termindruck und schlimmstenfalls noch Konkurrenz unter Kollegen: Die schlechte wirtschaftliche Lage und die wachsende Arbeitsbelastung lassen wenig bis gar keinen Raum, psychische Probleme genauer anzuschauen. Die Zahlen sprechen eine klare Sprache: So stellt die TK in ihrem aktuellen Gesundheitsreport[5] fest: Es lassen sich zwar immer weniger Menschen krankschreiben – aus Angst um ihren Arbeitsplatz. Aber die Krankschreibungen aufgrund psychischer Störungen wie Depressionen haben in den letzten fünf Jahren um 20 Prozent zugenommen. Im Jahr 2004 entfiel jeder siebte Fehltag auf eine psychische Erkrankung. Und jedes Jahr, weiß die TK, wächst diese Zahl um fünf Prozent. Depressive Störungen sind nach Rückenschmerzen der häufigste Grund für Krankschreibungen.

> **Es gibt immer mehr Fehlzeiten aufgrund von Depressionen. In den letzten fünf Jahren sind die Krankschreibungen wegen psychischer Störungen um 20 Prozent gestiegen.**

Eine Studie der DAK[6] in Bayern zeigt: Gut ein Viertel der Befragten glaubt, „dass psychische Erkrankungen oft als Vorwand für Blaumacherei missbraucht werden". Das ist bedauerlich und es macht deutlich: Auch wenn das Thema Depression gesellschaftlich nicht mehr völlig tabu ist, gibt es noch viel zu tun in Sachen Aufklärung. Denn eines steht fest: Die wirkliche Zahl der Er-

---

[5] Techniker-Krankenkasse Gesundheitsreport. Auswertungen 2005: Teil 1 Arbeitsunfähigkeiten. Schwerpunkt: Trends.

[6] DAK-Bericht 2005.

krankungen fällt wesentlich höher aus als die Ergebnisse der TK- und der DAK-Untersuchungen zeigen, da beide Berichte nur diejenigen Betroffenen erfasst haben, deren Erkrankung zu Arbeitsunfähigkeit geführt hat. Den Kassen geht es schließlich in erster Linie um die hohen Kosten für die krankheitsbedingten Ausfälle.

Sind Depressionen angeboren?

Wenn in der Familie bereits jemand an Depressionen erkrankt ist, sind die Nachkommen besonders anfällig für diese Krankheit: Das bezeichnet man in der Fachsprache als familiäre Disposition. Psychische Störungen können sich von Generation zu Generation vererben und auch verstärken (was aber nicht bedeutet, dass dies unausweichlich der Fall sein muss). Das fanden amerikanische Forscher in einer Studie heraus.[7] Demnach ist das Risiko für Depressionen und andere psychische Störungen bei Kindern, deren Eltern und Großeltern ebenfalls darunter leiden, mehr als doppelt so hoch wie bei nicht vorbelasteten Kindern. Auch setzt die Krankheit in der dritten Generation deutlich früher ein als in der ersten und zweiten. Aufgrund dieser Ergebnisse empfehlen die Wissenschaftler, die psychische Gesundheit von Kindern, bei denen schon Eltern und Großeltern unter Depressionen litten, besonders aufmerksam zu beobachten.

Die Veranlagung zu Depressionen spielt – neben anderen Faktoren – eine Rolle. Wenn in der Familie bereits jemand erkrankt ist, vererbt sich diese Anlage weiter und erhöht das Risiko einer Erkrankung bei den Nachkommen.

Andererseits erkranken auch Menschen an Depressionen, bei denen noch nie jemand im familiären Umfeld davon betroffen war. Auch wenn mehrere Familienmitglieder depressiv sind, bedeutet das nicht zwingend, dass man selber eine Depression entwickelt. Es kann eben jeden treffen.

---

[7] Archives of General Psychiatry 62, 2005, 29.

Mein Kind ist hyperaktiv, die Erziehung strengt mich furchtbar an. Die Beziehung zu meinem Partner ist auch seit Jahren schwierig. Sind die beiden schuld an meiner Depression?

Nein, niemand ist schuld, dass Sie krank geworden sind – weder Sie noch Ihr Kind oder Ihr Partner. Eine Depression ist auch keine Charakterschwäche. Bei Ihnen sind wahrscheinlich viele Belastungen zusammengekommen. Körper und Seele haben daraufhin mit einer Depression reagiert. Oft sind kritische Lebensereignisse (in der Fachliteratur auch mit dem Terminus „life events" bezeichnet) wie beispielsweise Tod, Scheidung, finanzielle Probleme oder Arbeitslosigkeit Auslöser. Mittlerweile ist erwiesen, dass auch Stress – wie ständige Überforderung durch Schwierigkeiten in der Partnerschaft und mit Kindern – Depressionen verursacht. Jeder Mensch hat unterschiedliche Verhaltensmuster entwickelt, um mit Stress umzugehen. Das erklärt, warum manche bei Überforderungen Depressionen entwickeln, während andere „nur" ein Magengeschwür bekommen.

> Niemand ist daran schuld, dass Sie krank geworden sind. Weder Sie noch Ihr Kind oder Ihr Partner. Eine Depression ist keine Charakterschwäche.

Bei Depressionen ist immer wieder die Rede von Botenstoffen. Welche Bedeutung haben sie?

Bei Depressionen spielen besonders die Stimmungsbotenstoffe Serotonin und Noradrenalin eine wichtige Rolle. Verschiedene Untersuchungen haben gezeigt, dass depressiven Menschen einer dieser Botenstoffe fehlt – oder sogar beide. Dabei sind sie so wichtig. Denn sie leiten als Transportmittel die Signale im Gehirn weiter. Musik hören, ein Bild anschauen, Gefühle empfinden oder denken – bei all diesen Vorgängen sind unsere Nervenzellen aktiv. An der Verbindungsstelle zweier Nervenzellen, der Synapse, gibt es einen kleinen Spalt, der nicht durch elektrische Impulse überwunden werden kann. Das können nur chemische Botenstoffe, in der Fachsprache Neurotransmitter genannt. Diese lösen bei der nächsten Nervenzelle wieder einen elektrischen Impuls aus und so weiter. Ist die Verbindung gestört, funkt die Nervenzelle zwar die „guten Nachrichten" an die Nachbarzelle, doch hier kommen die positiven Gefühle und Gedanken einfach nicht an. Das schlägt sich dann in Grübeleien und gedrückter Stimmung nieder.

Computerbilder vom Gehirn, die aktive Regionen sichtbar machen können, zeigen, dass bei Depressiven wichtige Hirnfunktionen verändert sind. Mit Hilfe moderner bildgebender Verfahren kann man sogar sehen, wie Antidepressiva und auch Psychotherapieverfahren das Gehirn beeinflussen (s. a. S. 153, Was sind bildgebende Verfahren und was haben sie mit Depressionen zu tun?)

Um von einer Nervenzelle zur anderen eine Information weiterzugeben, sind Transportmittel erforderlich, die so genannten Botenstoffe, auch Neurotransmitter genannt. Wenn die Signale zwischen den Nervenzellen nicht mehr richtig weitergeleitet werden, kommt es zu einer depressiven Störung.

Ich schäme mich, weil ich Depressionen habe und psychisch krank bin. Geht es anderen auch so?

Ich erinnere mich noch sehr gut an ein Gespräch mit meinem Neurologen. Seinerzeit saß ich bei ihm im Sprechzimmer und weinte vor mich hin: „Ich will nicht psychisch krank sein." Da schaute er mich ganz verwundert an und sagte: „Sie sind aber psychisch krank. Nur ist das nicht Ihre Schuld und Depressionen lassen sich gut behandeln." Diese Deutlichkeit hat mich zunächst irritiert, im Nachhinein betrachtet hat sie mir aber sehr geholfen, die Situation realistisch einzuschätzen. Wenn ich heute spüre, dass die Depression wieder im Anmarsch ist, schäme ich mich zwar (leider) immer noch, dass ich es nicht schaffe, sie ganz zu besiegen. Ich habe aber gelernt zu akzeptieren, dass es so ist. Es gibt schließlich auch andere Erkrankungen, die im Laufe des Lebens immer wieder auftreten.

Wenn die Seele krank ist, sieht man von außen nichts. Kein Blutbild, kein EKG, keine noch so intensive Untersuchung kann die inneren Qualen sichtbar machen. Angehörige und Freunde kommen immer nur an den Rand des Abgrunds. Die ganze Tragweite einer Depression kann nur jemand ermessen, der sie selbst erlebt hat. Auch in der Öffentlichkeit sind psychische Krankheiten immer noch ein Tabuthema. Das hat sicher mehrere Ursachen. Zum einen sind große Teile der Bevölkerung nicht darüber aufgeklärt, was Depressionen eigentlich sind. Deshalb erleben Betroffene immer noch Reaktionen wie „Reiß dich zusammen“ oder „Du hast doch keinen Grund, dich so hängen zu lassen“. Freunde und Arbeitskollegen wissen oft nicht, wie sie mit der Krankheit umgehen sollen. Sie sind hilflos und verbergen das hinter derartigen Aussagen, die die Betroffenen natürlich besonders kränken. Lieber Diabetes, ein gebrochenes Bein oder eine schwere Magenerkrankung als Depressionen, denken viele. Die Weltgesundheitsorganisation WHO hat den Vergleich gezogen, dass Depressionen das Leben ebensosehr beeinträchtigen wie Blindheit oder eine Querschnittslähmung. Viele Patienten fühlen sich zudem schuldig, haben das Gefühl, ihre Erkrankung selbst verursacht zu haben – durch was auch immer. Sie deuten sie mitunter sogar als Strafe für irgendetwas.

Ein verantwortungsbewusster Arzt klärt seinen Patienten über die Krankheit Depression auf und macht deutlich, dass sie keine Folge eigenen Versagens ist und auch keine persönliche Schwäche.

Ich habe Angst, dass ich verrückt werde. Kann das passieren?

Keine Sorge, das passiert nicht: Angst, verrückt zu werden oder zu sterben – das sind Symptome, die in Verbindung mit Depressionen häufig berichtet werden und nicht ungewöhnlich sind. Bei einer schweren Erkrankung haben die Betroffenen auch Wahnvorstellungen: beispielsweise, dass sie verarmen, große Schuld auf sich geladen haben oder unheilbar krank sind. Diese Empfindungen haben nichts mit der Realität zu tun und sind unbedingt behandlungsbedürftig. Dafür ist es allerdings wichtig, dass Sie mit Ihrem Arzt darüber sprechen.

Stimmt es, dass viele depressive Menschen Selbstmord begehen?

Leider ja. Depressionen, die nicht erkannt und nicht ausreichend behandelt werden, sind die Hauptursache für Suizide (Suizid, lateinisch = Selbsttötung). Selbsttötung ist eine Folge der Depression. Gedanken wie „Alles ist sinnlos", „Ich bin ja nur eine Last" oder „Ich halte das nicht mehr aus" lassen die Betroffenen u. U. nicht mehr los, sie drängen sich ihnen auf. Etwa zehn bis 15 Prozent der Betroffenen nehmen sich das Leben. Sie können diese innere Hölle nicht mehr ertragen, der Leidensdruck ist einfach zu groß. Der Selbstmord erscheint als einzige Lösung für alle Probleme.

Solche Gedanken müssen, wenn sie ausgesprochen werden, ernst genommen werden, sie bedeuten eine große Gefahr. Oft ist an diesem Punkt die Einweisung in eine Klinik die sicherste Lösung. Denn die Suizidgedanken verschwinden, sobald die Depression erfolgreich behandelt wird. Das berichten zahlreiche Betroffene. Es geht beim Nachgrübeln darüber, ob dem eigenen Leben ein Ende gesetzt werden soll, nicht in erster Linie um den Tod, sondern darum, die Qualen der Depression zu beenden – und sei es um den Preis des Lebens.

> Depressionen sind oft lebensbedrohlich. Bei keiner anderen Erkrankung ist die Gefahr der Selbsttötung so hoch.

Bei schweren Depressionen besteht ein hohes Suizidrisiko. Allein in Deutschland nehmen sich jedes Jahr 11 000 Menschen das Leben, fast doppelt so viele wie bei Verkehrsunfällen sterben. Die Zahl der Suizidversuche, so Experten, liegt mehr als zehnmal höher. Mehr Männer als Frauen bringen sich um – in Deutschland beträgt das Verhältnis etwa 70 zu 30.

Warum sind Depressionen oft von Suizidgedanken begleitet?

Prof. Dr. Ulrich Hegerl

Der Leidensdruck bei depressiven Erkrankungen ist so hoch wie bei kaum einer anderen Erkrankung und führt dazu, dass die Mehrheit der Betroffenen den Wunsch entwickelt, der unerträglichen Situation zu entfliehen, einzuschlafen und nicht mehr aufzuwachen – bis hin zu Gedanken und Impulsen, sich das Leben zu nehmen. Die die Depression begleitende Hoffnungslosigkeit, die quälenden Schlafstörungen, die Neigung zum Grübeln, zusätzlich Appetitstörungen und verschiedenste körperliche Beschwerden tragen zur Verzweiflung der Betroffenen bei. Besonders gefährdet sind Patienten mit wahnhaften Depressionen, wobei die häufigsten Themen der wahnhaften Vorstellungen Versündigungswahn, der Verarmungswahn und der hypochondrische Wahn sind. Beim Versündigungswahn steht die für andere völlig übertrieben wirkende Überzeugung im Vordergrund, schwerste, unkorrigierbare Schuld auf sich geladen zu haben. Beim Verarmungswahn ist die Überzeugung dominierend, sich selbst und die Familie finanziell in den Ruin getrieben zu haben, auch wenn dies in keiner Weise der Realität entspricht. Beim hypochondrischen Wahn sind die Betroffenen überzeugt, an einer unheilbaren körperlichen Erkrankung zu leiden. Alle Menschen mit schwereren depressiven Erkrankungen sollten professionell behandelt werden, bei wahnhaften Depressionen ist in jedem Fall eine fachärztliche Betreuung, oft auch eine stationäre Behandlung unabdingbar. (s. a. unten, Ich habe erfahren, dass es ein Kompetenznetz Depression …).

Prof. Dr. Ulrich Hegerl
Kompetenznetz Depression, Suizidalität
Nussbaumstr. 7, 80336 München
Tel. 089 – 51 60 55 53, Fax 089 – 51 60 55 57
www.kompetenznetz-depression.de

Ich habe erfahren, dass es ein Kompetenznetz Depression, Suizidalität gibt. Was ist das?

Das Kompetenznetz Depression Suizidalität informiert Ärzte, Betroffene, Angehörige und weitere Institutionen rund um die Krankheit Depression – über Formen, Symptome und Möglichkeiten der Behandlung. Ziel ist, die Versorgung der Patienten weiter zu verbessern. Das Projekt wird vom Bundesministerium für Bildung und Forschung gefördert.

Ein Teilprojekt ist das „Nürnberger Bündnis gegen Depression", das in der bayerischen Stadt mit Schulungen, Leihvideos, Plakaten und Kinospots für mehr Aufklärung gesorgt hat. Das Ergebnis kann sich sehen lassen: Die Zahl der suizidalen Handlungen konnte in Nürnberg um rund ein Viertel gesenkt werden.

Mittlerweile gibt es dieses Bündnis in Deutschland in zahlreichen weiteren Städten und als EU-Projekt EAAD – European Alliance Against Depression – in 15 europäischen Ländern. Mehr Infos unter *www.eaad.net, www.kompetenznetz-depression.de* und *www.buendnis-depression.de*

Untersuchungen haben ergeben, dass etwa die Hälfte der Menschen, die sich das Leben nehmen, vier Wochen vorher noch beim Hausarzt waren, aber das Problem nicht angesprochen haben. Das zeigt, wie wichtig es ist, auch die Ärzte verstärkt zu informieren und ihnen die Angst zu nehmen, dieses Thema direkt anzusprechen. Viele Betroffene sind erleichtert, wenn sie endlich auf die Fragen „Denken Sie manchmal daran, sich das Leben zu nehmen?" antworten dürfen.

Kompetenznetz Depression, Suizidalität
Prof. Dr. Ulrich Hegerl
Nussbaumstr. 7, 80336 München
Tel. 089 – 51 60 55 53, Fax 089 – 51 60 55 57

Soll ich mit meinem Kind darüber sprechen, dass ich Depressionen habe?

Auf jeden Fall. Leider fällt es den meisten Menschen schwer, über seelische Erkrankungen zu sprechen. Bei Ohrenschmerzen, Diabetes oder einem Beinbruch ist dies kein Problem, psychische Probleme sind hingegen immer noch ein Tabu. Das merken auch Kinder. Sie spüren aber auch ganz genau, wenn ein Elternteil krank ist und sich anders verhält. Es verunsichert sie, weil die Atmosphäre angespannt ist und es öfter Streit gibt. Gleichzeitig möchten sie verstehen, was los ist – und trauen sich vielleicht nicht nachzufragen, wollen die Eltern nicht noch mehr belasten. Reden kann beiden Seiten helfen. Und: Tränen sind dabei erlaubt.

Es gibt viele andere Kinder, bei denen der Vater oder die Mutter ähnliche Probleme haben. Ganz besonders wichtig: Sagen Sie Ihrem Kind, dass es nicht schuld ist an der Erkrankung. Viele Kinder fürchten nämlich, dass Mutter oder Vater sich deshalb so anders verhalten, weil sie nicht brav/artig/folgsam genug waren. Sie ziehen sich immer mehr zurück, grübeln allein darüber nach – und das ist auf keinen Fall gut für sie. Kinder sollten wissen, was los ist: dass Mutter oder Vater krank sind, dass sie zum Arzt gehen und behandelt werden, vielleicht Medikamente nehmen oder dass ein Klinikaufenthalt ansteht. Auch sollte man erklären, dass Medikamente manchmal Nebenwirkungen haben wie beispielsweise Müdigkeit.

Kinder sollen wissen, was los ist: dass Mutter oder Vater krank sind, dass sie zum Arzt gehen und behandelt werden, vielleicht Medikamente nehmen oder ein Klinikaufenthalt ansteht.

Selbst wenn Eltern in dieser Phase keinen Spaß mehr daran haben: Es ist von zentraler Bedeutung, dass die Kinder weiterhin etwas tun, was ihnen Freude macht – mit Freunden zusammen sein, Fußball spielen, Fahrrad fahren, ins Schwimmbad gehen und vieles mehr. Es tut auch gut, mit jemand anderem über die Probleme zu Hause zu sprechen. Überlegen Sie gemeinsam mit Ihrem Kind, bei wem es sein Herz noch ausschütten könnte: Kommt ein Freund, eine Freundin in Frage, die Tante oder Lehrerin, der Hausarzt? Denn: Reden erleichtert. Weinen auch.

Soll ich meinem Arbeitgeber sagen, was mit mir los ist?

Das ist eine ganz schwierige Frage, die pauschal nicht beantwortet werden kann. Rein rechtlich erhält der Vorgesetzte die Krankschreibung vom Arzt, in der aber nie die Diagnose steht. Der Arbeitgeber muss den Grund der Krankheit auch nicht kennen. In bestimmten Berufen, wenn beispielsweise die Sicherheit anderer betroffen ist, müssen Sie ihn jedoch darüber informieren, dass Sie eine Depression haben und ärztlich behandelt werden.

Angst um den Job, wachsende Anforderungen und Konkurrenz: Die psychischen Belastungen am Arbeitsplatz sind in den letzten

Jahren deutlich gestiegen. Psychische Erkrankungen sind der häufigste Grund für Fehltage am Arbeitsplatz. Sie sind also mit Ihrer Erkrankung nicht allein; trotzdem sind Depressionen im Job nach wie vor ein Tabuthema. Generell geht es um die Frage, wie offen Sie mit der Diagnose Depression umgehen. Stehen Sie dazu oder möchten Sie, dass so wenig Menschen wie möglich davon wissen? Das ist einzig und allein Ihre persönliche Entscheidung. Es kann sein, dass Sie bei Vorgesetzten und Kollegen auf Verständnis und Rücksichtnahme stoßen. Aber auch die umgekehrte Reaktion ist möglich. Betroffene berichten, dass sie gemobbt wurden, beruflich keine Aufstiegschancen mehr hatten und dass die Kollegen auf Distanz zu ihnen gingen.

Wenn Sie an Ihrem Arbeitsplatz für längere Zeit ausfallen, könnte allerdings ein offenes Gespräch mit dem Chef, der Chefin hilfreich sein, in dem Sie über die Fakten informieren und darüber, wie lange Sie voraussichtlich krank sein werden. Erwähnen Sie in diesem Zusammenhang auch, dass Depressionen gut behandelt werden können. Eine Kündigung kann krankheitsbedingt nämlich nur bei einer so genannten „negativen Zukunftsprognose" ausgesprochen werden.

Im letzten Jahr hatte ich Depressionen. Jetzt geht es mir gut. Muss ich befürchten, dass ich wieder krank werde?

Das lässt sich nicht pauschal beantworten. Manche Menschen haben nur einmal in ihrem Leben Depressionen. Andere erleben immer wieder depressive Episoden und müssen diese Krankheit in ihr Leben integrieren. Wenn es Ihnen jetzt wieder gut geht, zeigt dies, dass Ihre Depression erfolgreich behandelt wurde. Das ist ein Pluspunkt.

Ganz wichtig: Falls Sie noch Medikamente nehmen, müssen Sie diese so lange und in der Dosierung weiter anwenden, wie es mit Ihrem Arzt besprochen ist. Manchmal ist es hilfreich, auch eine Psychotherapie noch eine Weile weiterzumachen. Fragen Sie doch Ihren Therapeuten nach Terminen im Vier-Wochen-Rhythmus. Auch eine gesunde Ernährung und körperliche Aktivitäten unterstützen Ihr Wohlbefinden. Tun Sie Dinge, die Ihnen Spaß machen:

Musik hören, tanzen gehen, lange Spaziergänge unternehmen. Schließlich ist es Ihr Leben. Und das gibt es nur einmal.

Versuchen Sie, die Dinge umzusetzen, die Sie in Ihrer Therapie gelernt haben – Schritt für Schritt. Sicherlich haben Sie in Ihren Krisenzeiten festmachen können, was in Ihrem Leben anders laufen sollte: weniger Verpflichtungen eingehen; Konflikte mit dem Partner offen ansprechen; eigene Bedürfnisse erkennen, formulieren und erfüllen; sich von Eltern, Verwandten und Freunden nicht unter Druck setzen lassen und vieles mehr. Die Depression ist oft das Ergebnis von vielen Belastungen. Wenn Sie diese Depressionsauslöser erkennen, sind Sie schon einen großen Schritt weiter.

Und das sagt die Statistik: Rund 50 Prozent der Betroffenen erleben eine zweite depressive Episode. Ohne eine Behandlung ist die Gefahr entsprechend größer: Wer bereits dreimal Depressionen hatte, wird mit einer Wahrscheinlichkeit von 90 Prozent eine wei-

Auch ich selbst muss immer wieder damit leben, dass „es" (wie ich es nenne) sich wieder anschleicht. Es fängt meistens damit an, dass ich keine Verabredungen mehr treffen will und bereits bestehende absage. Alles wird mir zu viel. Ich habe keine Energie, keinen Antrieb und muss mich schon morgens zum Aufstehen enorm aufraffen. Ich schlafe viel und liege am liebsten im Bett. Obwohl ich so viel über diese Krankheit weiß, geht es auch mir dann schlecht: Wenn „es" wieder da ist, bin ich immer wieder sehr enttäuscht – über mich. In der konkreten Situation habe ich auch Angst, dass es wieder so schlimm wird wie es schon einmal war[8]. Dann brauche ich die Unterstützung meines Partners und die meines Arztes. Beide müssen mir versichern, dass es wieder aufhört, dass ich mich nicht dagegen wehren soll. Fast immer kommen diese Einbrüche, wenn ich mich beruflich total überfordert oder auch mit privaten Terminen zu sehr unter Druck gesetzt habe. Oft habe ich in dieser Zeit auch verstärkt Rückenschmerzen, die mich zusätzlich einschränken und mir wohl signalisieren sollen: Stopp. Pause.

tere depressive Episode erleben.[9] Am besten sprechen Sie mit Ihrem Arzt über Ihre Befürchtungen. Dann können Sie gemeinsam überlegen, ob und welche Form der Rückfallvorbeugung in Ihrem speziellen Fall sinnvoll ist.

Depression – typisch weiblich? Oder: Gibt es eine „männliche Depression"?

Dr. Anne Maria Möller-Leimkühler

„When women are depressed, they either eat or go shopping. Men invade another country."[10]

Elayne Boosler, amerikanische Komikerin

Die meisten Statistiken belegen, dass Frauen zwei- bis dreimal häufiger in ihrem Leben an Depressionen erkranken als Männer. Heißt das, dass Männer im Vergleich zu Frauen tatsächlich ein geringeres Depressionsrisiko haben? Depression ist mit einem hohen Suizidrisiko verbunden und ein Blick auf die Suizidraten zeigt, dass Männer mindestens dreimal häufiger an Suizid sterben als Frauen. Selbst wenn nicht jeder Suizid mit einer Depression einhergeht, legt dies nahe, dass Depressionen bei Männern häufig unerkannt bleiben. Internationale Bevölkerungsstudien belegen diese Annahme.

Welche Gründe sind dafür verantwortlich? Männer gehen nur selten zum Arzt und wenn, dann erst bei schwer wiegenden Symptomen. Dieses Verhalten hat verschiedene Ursachen. Ein Grund dürfte sein, dass sich die männlichen Vorstellungen von Gesundheit von denen der Frauen unterscheiden. Während für Frauen Gesundheit in erster Linie psychisches und soziales Wohl-

---

8 Vgl. dazu: Andrea M. Hesse: Schatten auf der Seele. Wege aus Depression und Angst, Verlag Herder (Herder spektrum 5254), 3. Aufl. 2005.

9 Wolfgang Gaebel/Ralph Merkle: Versorgungsleitlinien für depressive Störungen in der ambulanten Praxis, ZaeFQm 2003. 97 Suppl. IV: 80–89.

10 Übersetzt etwa: „Wenn Frauen depressiv sind, stürzen sie sich aufs Essen oder gehen shoppen. Männer greifen andere Länder an."

befinden bedeutet, neigen Männer eher zu einem „mechanistischen“ Gesundheitsmodell: Sie fühlen sich gesund, wenn sie körperlich funktionieren. Mehrere Studien haben übereinstimmend nachgewiesen, dass Männer nur halb so häufig wie Frauen professionelle Hilfe aufsuchen. Männer gehen auch nur sehr selten wegen psychischer Probleme zum Arzt oder Psychotherapeuten. Wenn sie wegen körperlicher Beschwerden einen Arzttermin wahrnehmen, sprechen sie nicht über emotionale oder psychische Probleme und werden von einem männlichen Arzt auch selten danach gefragt. Das wird besonders problematisch, wenn Männer älter werden: Dann haben sie das höchste Suizidrisiko, aber die geringste Bereitschaft, sich behandeln zu lassen, denn diese sinkt mit zunehmendem Alter.

Depressionen können bei Männern völlig anders zutage treten als bei Frauen. Männer maskieren ihre Depression häufig mit männertypischen Verhaltensweisen, sodass die Diagnose schwieriger ist als bei Frauen, auch wenn die Kernsymptome ähnlich sein können.

Diese Kernsymptome der Depression sind: depressive Stimmung, Antriebsverminderung und Schlafstörungen. Bei Männern finden sich jedoch häufiger Ärgerattacken mit vegetativen Symptomen wie beschleunigtem Puls, Atemnot, Hitzewallungen bis hin zu Zittern und dem Gefühl des Kontrollverlustes. Andere Symptome sind: Reizbarkeit, Aggressivität, Verbitterung, nachtragendes Verhalten, Aktivismus (exzessives Arbeiten, Sporttreiben, Sex), gesteigerter Alkoholkonsum oder erhöhtes Risikoverhalten (tödliche Verkehrsunfälle!) einschließlich Suizid.

Eine große Schwierigkeit besteht darin, dass sich die betroffenen Männer selbst nicht krank fühlen, sondern vielfach ihrem Umfeld die Schuld für ihre Probleme zuweisen.

Dass Männer ihre Depression häufig maskieren, sie bagatellisieren oder verleugnen, liegt an der immer noch wirksamen traditionellen Männlichkeitsideologie. Zuzugeben, depressiv zu sein, bedeutet „Unmännlichkeit“: Männer weinen nicht, klagen nicht, sind weder schwach noch ängstlich, haben keine Selbstzweifel, sind nicht unsicher oder hilflos etc. Im Gegenteil: Sie sind stark und erfolgreich, rational und aktiv, autonom und selbstverantwortlich. Da den typischen depressiven Symptomen das Etikett „weiblich" anhaftet, müssen sie mit „männlichen" Verhaltensweisen wie Aggressivität und verstärktem Alkoholkonsum kompensiert werden. So ist es nicht verwunderlich, dass sich Alkoholabhängigkeit als Begleitkrankheit einer Depression wesentlich häufiger bei Männern als bei Frauen findet bzw. dass eine Depression bei Männern häufig als Alkoholabhängigkeit oder dissoziale Persönlichkeitsstörung fehldiagnostiziert wird. Schätzungen gehen davon aus, dass sich hinter jedem dritten Alkoholiker ein depressiver Mann verbirgt. Behandelt wird dann das Alkoholproblem, nicht aber die zugrundeliegende depressive Störung.

Depressionen bei Männern sind nicht nur dadurch schwerer zu erkennen, dass sie hinter anderen Verhaltensweisen versteckt bleiben, sondern auch dadurch, dass die genannten „männlichen" Symptome nicht in den üblichen Diagnoserastern für Depression enthalten sind. Eine Folge davon ist, dass depressive Männer mit diesen Symptomen keine korrekte Diagnose erhalten, nicht behandelt werden und in den Depressionsstatistiken nicht auftauchen.

Die männliche Depression ist noch zu wenig bekannt, sowohl bei Männern und Frauen als auch bei Psychiatern, Psychotherapeuten und Allgemeinärzten. Aufklärung und eine erweiterte Depressionsdiagnostik sind dringend erforderlich. Depressionsdiagnostik ist Suizidprävention, insbesondere für Männer. Erforderlich ist aber auch eine weitere wissenschaftliche Fundierung dieser Problematik. Denn nicht zuletzt kann man vermuten, dass durch den Wandel der Geschlechterrollen, insbesondere der Frauenrolle, die „männliche" Depression nicht nur bei Männern auftritt, sondern auch bei Frauen mit hohen Ansprüchen an Karriere, Leistung und emotionaler Kontrolle.

Privatdozentin Dr. Anne Maria Möller-Leimkühler
Psychiatrische Klinik der Ludwig-Maximilians-Universität
Nussbaumstr. 7, 80336 München
Tel. 089 – 51 60 57 85, Fax 089 – 51 60 55 22
Anne-Maria.Moeller-Leimkuehler@med.uni-muenchen.de

Hat die Depression einen Sinn?

Jede Krise ist zugleich eine Chance – diesen allseits bekannten Satz mag man nicht hören, wenn man mitten in einer Depression steckt (und er trifft auch nicht auf jeden davon betroffenen Menschen zu). Dann ist man froh, wenn man den Tag irgendwie schafft, vielleicht sogar noch eine Aufgabe wie Einkaufen erledigen kann und einigermaßen schläft. Erst im Nachhinein wird vielen Betroffenen bewusst, dass sie in dieser Krisenzeit gereift und gewachsen sind. Dass sie sich mit Dingen auseinander gesetzt haben, die bisher bedeutungslos schienen und doch wichtig sind. Fragen rund um das eigene Da-Sein werden gestellt: Was will ich von meinem Leben? Was ist mir eigentlich wirklich wichtig? Gibt es Dinge, die ich unbedingt noch erleben möchte? Fühle ich mich in meiner Partnerschaft akzeptiert und angenommen? Sollte ich beruflich etwas anders machen?

Solche und ähnliche Fragen ergeben sich auch im Rahmen der psychotherapeutischen Behandlung einer Depression, wenn man gemeinsam mit dem Therapeuten versucht, hinter die Kulissen zu schauen und Ursachenforschung betreibt. Oft will die Erkrankung ja auch aufmerksam machen, wach rütteln. Insofern ist sie eine Chance für Veränderung.

Die Depression ist eine Art Notbremse. Sie zeigt die Grenzen der eigenen Belastbarkeit auf und zwingt zum Innehalten. So kann sie für den Betroffenen auch eine Botschaft enthalten: die eigene Lebenssituation zu überdenken und gegebenenfalls zu ändern.

Vor allem leichtere Depressionen wirken als Alarmsignal: Stopp! Hier stimmt was nicht! Sei es im Beruf, in der Familie, im Freundeskreis. Bei einer Depression spielt auch der Faktor Stress eine nicht unerhebliche Rolle. Wer lernt, anders mit Konflikten, mit Stress umzugehen, kann auf diese Weise auch seine Anfälligkeit für die Krankheit reduzieren – und gewinnt mehr Lebensqualität.

Kapitel 3

Frauen und Depressionen: Ein Thema für sich

Frauen erkranken im Vergleich zu Männern mehr als doppelt so häufig an Depressionen. Warum? Das ist noch nicht hinreichend geklärt.

Sicherlich spielen neben der familiären Veranlagung auch die Mehrfachbelastung als Ehefrau bzw. Partnerin, Mutter und Berufstätige, die hormonellen Schwankungen während des monatlichen Zyklus, in der Schwangerschaft, bei der Geburt und in den Wechseljahren eine Rolle.[11]

Ich kenne fast nur Frauen, die eine Depression haben. Woran liegt das?

Rein statistisch gesehen leiden Frauen 2,4-mal öfter an Depressionen als Männer. Man geht davon aus, dass dafür mehrere Faktoren ausschlaggebend sind. Frauen sind in bestimmten Zeiten ihres Lebens wie etwa in der Schwangerschaft oder nach der Geburt eines Kindes besonders anfällig (Fachausdruck: vulnerabel) für Depressionen – in diesem Zusammenhang werden auch hormonelle Einflüsse diskutiert. Eine Rolle spielt auch die jeweilige Lebens- und Partnerschaftssituation betroffener Frauen. Die veränderte gesellschaftliche Rolle der Frau und die Mehrfachbelastung durch Beruf und Familie führen häufig ebenfalls zu hohem körperlichen und seelischen Stress.

Frauen reden meist offener über psychische Befindlichkeiten, geben zu, dass es ihnen schlecht geht und suchen beim Arzt oder bei Freunden und Bekannten Hilfe. Untersuchungen zeigen, dass

---

[11] Mehr zum Thema Frauen und Depression auch in: Andrea M. Hesse. Wendepunkte – Wie Frauen aus der Depression finden. Verlag Herder (Herder spektrum 5491) 2005.

Es gibt keinen einzelnen Grund dafür, dass bei Frauen mehr als doppelt so häufig Depressionen diagnostiziert werden als bei Männern. Biologische, gesellschaftliche und psychologische Faktoren wirken zusammen.

Männer bei schwer wiegenden Problemen eher dazu neigen, Zuflucht in Alkohol oder Drogen zu suchen, als die schwierige Situation offen anzusprechen. Auch das Verhalten der Ärzte ist interessant: Sie diagnostizieren bei Frauen eher eine Depression als bei Männern und verschreiben auch mehr Medikamente an weibliche Patienten.

Sind Frauen anders krank?

Die Antwort ist schlicht und einfach: Ja. Frauen sind vom ersten Tag an anders, resümieren auch renommierte Psychologen wie Simon Baron-Cohen[12]. Das zeigt sich schon in ganz simplen Tatsachen – Frauen gehen häufiger zum Arzt, haben mehr psychosomatische Beschwerden, reden offener über Symptome. Sie bekommen mehr Arzneimittel verschrieben, manchmal leider auch zu viele Beruhigungsmittel und Medikamente gegen Schmerzen und Schlafstörungen. Und das, obwohl der weibliche Körper weniger braucht und die Medikamente anders wirken als bei Männern. Diese Unterschiede müssen bei Diagnose und Behandlung in Zukunft stärker berücksichtigt werden.

(Vgl. auch die vorhergehende Frage sowie „Depression – typisch weiblich? Oder: Gibt es eine männliche Depression? S. 49)

Welche Rolle spielen die Hormone?

Fast das ganze Leben lang haben Frauen mit Hormonumstellungen und -schwankungen zu tun: im monatlichen Zyklus, bei Schwangerschaft und Geburt und dann in den Wechseljahren. Lange Jahre glaubten Fachleute, dass Depressionen in diesen Phasen des Lebens ausschließlich auf die Hormone zurückzuführen

[12] Simon Baron-Cohen. Vom ersten Tag an anders, Düsseldorf 2004.

seien. Das konnte allerdings nicht bestätigt werden. Heute geht man allgemein davon aus, dass mehrere Faktoren eine Rolle spielen. Dazu zählen beispielsweise die familiäre Belastung, eigene psychische Probleme, die aktuelle Lebenssituation, der Umgang mit Stress und eben auch – vor allem bei empfindlichen Frauen – hormonelle Veränderungen.

Heute weiß man, dass die Hormone nicht, wie lange angenommen, allein verantwortlich sind, wenn eine Frau depressiv wird.

Kurz vor meiner Periode bin ich unausstehlich. Ist das auch eine Form von Depression?

Das kennen viele Frauen: Sie sind vor ihrer Periode besonders reizbar, weinerlich und nervöser als sonst und fühlen sich in der zweiten Zyklushälfte und vor allem in den Tagen vor Beginn der Menstruation körperlich und oft auch seelisch nicht besonders wohl. Dabei spielen auch hormonelle Veränderungen eine Rolle, sagen Experten. Was tun? In dieser Zeit sollten Sie sich und Ihren Körper besonders verwöhnen, mal die Seele baumeln lassen und gut auf sich achten. Oftmals sieht dann die Welt schon wieder freundlicher aus. Hinzu kommt das Wissen, dass in ein paar Tagen alles vorbei ist.

Ob Ihre Stimmungsschwankungen noch weiter behandelt werden müssen, hängt auch davon ab, inwieweit Sie sich in Ihrem Alltag beeinträchtigt fühlen. Bei der Diagnosestellung kann es hilfreich sein, wenn Sie eine Zeit lang einen Symptomkalender führen und detailliert notieren, an welchen Tagen Sie unter welchen Beschwerden leiden. Generell gilt: Hinter zyklischen Beschwerden kann sich manchmal eine Depression verstecken. Wenn Sie allerdings mindestens eine Woche pro Monat beschwerdefrei sind, handelt es sich mit großer Wahrscheinlichkeit nicht um eine klassische Depression.

PMS und PMDS – zwei Bezeichnungen für Befindlichkeiten innerhalb des weiblichen Zyklus: Bei PMS (prämenstruelles Syndrom) sind die Frauen eher durch körperliche Beschwerden belastet.

Wenn Sie mindestens eine Woche pro Monat beschwerdefrei sind, handelt es sich mit großer Wahrscheinlichkeit nicht um eine klassische Depression.

Diese klingen allerdings spätestens in der ersten Zyklusphase ab und müssen meist nicht weiter behandelt werden. Bei PMDS (prämenstruelle dysphorische Störung) stehen Niedergeschlagenheit, Gereiztheit und Angstzustände im Vordergrund. Bei PMDS haben sich Antidepressiva bewährt: Manchmal reicht es schon, diese niedrig dosiert in der entsprechenden Zeit einzunehmen.

Was versteht man unter dem Baby Blues?

Viele Frauen sind in den ersten zehn Tagen nach der Geburt eines Kindes sehr sensibel und fallen in ein Stimmungstief. Sie sind ohne Grund traurig, weinen viel, hinzu kommen häufig Müdigkeit und Erschöpfung, aber auch Ängstlichkeit und Reizbarkeit werden berichtet. Der Begriff Baby Blues kommt aus dem Englischen und bezeichnet diese Phase, die meist zwischen dem dritten und fünften Tag nach der Geburt auftritt. Manche nennen sie auch recht abfällig „Heultage“, was es für die betroffenen Frauen nicht leichter macht.

50 bis 80 Prozent der Mütter leiden unter dem Baby Blues, viele schämen sich allerdings dafür. Denn sie haben sich auf das Kind gefreut und verstehen gar nicht, dass sie es nicht sofort – wie gehofft und erwartet – genießen können. Aber es besteht kein Grund zur Sorge: Immerhin ist eine Geburt etwas ganz Besonderes, und zwar psychisch und physisch. Die hormonellen Veränderungen spielen eine Rolle, mit dem Ende der Schwangerschaft sinken die Östrogen- und Progesteronwerte, der Körper produziert vermehrt das Stillhormon Prolaktin. Hinzu kommt die Umstellung auf das neue Leben mit Kind, das Wissen um die Verantwortung für den Nachwuchs. Kein Wunder, dass manchmal Ängste und Sorgen auftre-

Viele Frauen sind nach der Geburt grundlos zu Tränen gerührt oder ängstlich. Das nennt man Baby Blues. In den meisten Fällen vergeht er von selbst, ist kein Grund zur Sorge und muss auch nicht behandelt werden.

ten. Nur wenn dieser Baby Blues länger als zwei Wochen dauert, sollte man sich mit der Frauenärztin oder einem anderen Fachmann beraten, damit sich daraus nicht eine Depression entwickelt.

Darf ich schwanger werden, wenn ich Depressionen habe?

Dr. Wolfgang Paulus

Grundsätzlich sollten Sie sich nicht von einer Schwangerschaft abhalten lassen, wenn Sie unter Depressionen leiden. Allerdings sollten Sie bei Kinderwunsch einige Vorbereitungen treffen, damit Sie die Schwangerschaft genießen können: An erster Stelle steht dabei das ausführliche Besprechen Ihrer Pläne mit Ihrem Partner. Falls Sie sich zeitweise während der Schwangerschaft oder insbesondere nach der Geburt überlastet fühlen, sollte der Partner bereit sein, auch mal einige Aufgaben zusätzlich zu übernehmen. Tritt eine Schwangerschaft ungeplant ein, sind eine Menge Fragen auf einmal zu beantworten: Hat das Antidepressivum dem Ungeborenen schon geschadet? Verkrafte ich eine Schwangerschaft zum gegenwärtigen Zeitpunkt? Welche Untersuchungen sind nötig? Diese Probleme sollten Sie sich lieber ersparen.

Günstig für die Realisierung eines Kinderwunsches ist eine Phase von relativem Wohlbefinden mit einem geringen Bedarf an Psychopharmaka. Besteht bei Ihnen Kinderwunsch, ist eine gute Abstimmung mit den betreuenden Ärzten vor Eintritt der Schwangerschaft vorteilhaft. Missverständnisse lassen sich am besten vermeiden, wenn sich z. B. Psychiater und Frauenarzt in Verbindung setzen. Nicht selten werden nämlich notwendige Medikamente nach Feststellung der Schwangerschaft vom Frauenarzt abgesetzt, weil er um die Gesundheit des Ungeborenen fürchtet. Dadurch können jedoch erhebliche Störungen des Befindens bei der Schwangeren ausgelöst werden.

In Absprache mit Frauenarzt und Psychiater sollten bereits vor Beginn einer Schwangerschaft möglichst risikoarme Medikamente zur Behandlung der Depression ausgesucht werden. Hektische Umstellungsversuche nach positivem Schwangerschaftstest führen oft zu einer instabilen Konstitution der Frau. Ältere Antidepressiva sind in Schwangerschaft und Stillzeit meist besser erprobt als neu zugelassene Medikamente. Lange eingeführte Wirkstoffe wie Amitriptylin, Desipramin, Imipramin oder Nortriptylin stehen nicht im Verdacht, kindliche Fehlbildungen auszulösen. Aber auch bei der neueren Substanzklasse der Serotonin-Wiederaufnahme-Hemmer mit Fluoxetin, Citalopram, Paroxetin und Sertralin liegen genügend Erfahrungen in der Schwangerschaft vor.

Leider führen die Herstellerangaben auf dem Beipackzettel oft zu Verunsicherung, da sich die pharmazeutische Industrie mit Warnhinweisen möglichst weitgehend absichern will. Meist heißt dies jedoch nicht, dass vermehrt Fehlbildungen beobachtet worden wären, sondern nur, dass bislang nicht Hunderte von Anwendungen in der Schwangerschaft erfasst worden sind.

Auch die Fachinformationen der Pharmaindustrie für Ärzte und Apotheker sind oft wenig aussagekräftig. Bevor Sie und Ihre betreuenden Ärzte in Panik geraten, sollten Sie bzw. Ihr Arzt mit einem spezialisierten Beratungszentrum Kontakt aufnehmen. In Deutschland steht Ihnen dafür das Institut für Reproduktionstoxikologie (Kontaktadresse siehe unten) jederzeit zur Verfügung. Zusammen mit unseren Kollegen des European Network of Teratology Information Services (ENTIS) sammeln wir Daten zur Medikamentenanwendung in Schwangerschaft und Stillzeit, um Sie möglichst detailliert aufklären zu können.

Wenn möglich, sollte bei Planung einer Schwangerschaft die Behandlung mit *einem* Wirkstoff angestrebt werden, da für Kombinationstherapien meist wenig aussagekräftige Daten vorliegen und eventuelle ungünstige Wechselwirkungen auf die kindliche Entwicklung nicht ausgeschlossen werden können. Insbesondere in den letzten Wochen vor der Geburt sollte eine möglichst moderate Dosis der Antidepressiva angestrebt werden, um Anpassungsstörungen und Entzugssymptome des Neugeborenen zu vermeiden.

Ist eine Medikation auch um die Geburt herum nötig, sollten Sie sich möglichst schon vor der Entbindung in einer Klinik vorstellen, in der auch eine kinderärztliche Betreuung verfügbar ist, falls kindliche Anpassungs- oder Entzugsprobleme (z. B. Atemprobleme, Kreislaufstörungen, Unruhe, Krampfneigung) dies erfordern.

Schwangere unter Medikation mit Psychopharmaka sollten zumindest keine Hausgeburt anstreben.

Ein verbreiteter Irrglaube ist die Ansicht, dass pflanzliche Medikamente in der Schwangerschaft grundsätzlich harmlos seien. Meist fehlt nämlich dafür ein verlässliches Datenfundament (z. B. für Johanniskrautpräparate). Sorgfältige Vorsorgeuntersuchungen während der Schwangerschaft können von Sorgen befreien. Wenn sich beispielsweise bei der ausführlichen Ultraschalldiagnostik um die 20. Schwangerschaftswoche gesunde Organe erkennen lassen, sind Arzt und Eltern beruhigt. Keinesfalls sollte die Einnahme von Antidepressiva automatisch zu einer Fruchtwasseruntersuchung veranlassen. Damit kann man zwar im Wesentlichen Abweichungen in Zahl und Struktur der kindlichen Chromosomen nachweisen. Solche Anomalien werden jedoch durch Psychopharmaka nicht verursacht.

Nach der Geburt kommen auf die Eltern plötzlich neue Aufgaben zu. Manche Mütter benötigen in dieser Phase vermehrt Unterstützung. Daher sollten auch Antidepressiva im Wochenbett nicht plötzlich abgesetzt werden. Stillen und die Einnahme von Antidepressiva schließen sich nicht gegenseitig aus. Sie brauchen also nicht unbedingt auf das Stillen zu verzichten, wenn Sie solche Medikamente weiterhin benötigen. Eine besonders geringe Belastung des Säuglings über die Muttermilch findet sich bei den Wirkstoffen Amitryptilin, Paroxetin und Sertralin.

Bei individuellen Fragen zur Behandlung in Schwangerschaft und Stillzeit stehen wir Ihnen und Ihren betreuenden Ärzten gerne unter folgender Adresse zur Verfügung:

Institut für Reproduktionstoxikologie
Krankenhaus St. Elisabeth
Akademisches Lehrkrankenhaus der Universität Ulm
Dr. Wolfgang Paulus
Elisabethenstraße 17, 88212 Ravensburg
Tel. 07 51 – 87 27 99, Fax 07 51 – 87 27 98
paulus@reprotox.de
www.reprotox.de

Ich hatte schon nach der Geburt meines ersten Kindes Depressionen. Jetzt bin ich erneut schwanger. Muss ich wieder damit rechnen?

Sabine Surholt

Das kommt darauf an, ob es Ihnen in der Zwischenzeit gelungen ist, die damaligen Auslösefaktoren für die Depression zu klären, und ob Sie diese nun vermeiden können. Da meist viele Faktoren zusammenkommen müssen, um eine Depression auszulösen, ist es auch nicht nötig, alle zu beseitigen, sondern nur so weit wie möglich zu reduzieren. Wenn dies gelingt, ist das Risiko einer erneuten Erkrankung sehr gering. Eventuelle traumatische Erlebnisse rund um die Entbindung stellen aber immer und für alle Frauen – auch die, die bisher nie psychische Probleme hatten – ein Restrisiko dar.

Einiges können Sie aber vorbeugend tun: Lag eine der Ursachen damals bei der Hormonumstellung, so können Sie dieses Risiko nun mit Hilfe der Plazenta, der Plazenta-Nosoden oder mit Progesteron-Gaben mindern. Die eigene Plazenta kann, nach altem Hebammenwissen, getrocknet und dann pulverisiert eingenommen werden. Da das einigen Frauen widerstrebt, kann man die Plazenta auch mit Hilfe spezieller Apotheken zu einem homöopathischen Mittel (Nosoden) machen lassen. Natürliches Progesteron ist ein Hormon, das vor allem in England und zunehmend auch in Deutschland gegen postpartale (= nach der Geburt auftretende) psychische Erkrankungen eingesetzt wird.

Auf jeden Fall sollten Sie einen Entbindungsort wählen, bei dem auch auf Ihre psychischen Bedürfnisse eingegangen wird. Oft ist das eher zu Hause oder in einem Geburtshaus der Fall, aber zunehmend bieten auch Kliniken einen einfühlsamen Rahmen und eine sensible Behandlung. Prüfen Sie vorher genau, ob Sie sich in dem Geburtszimmer wohl und bei der Hebamme und gegebenenfalls den Ärzten in guten Händen fühlen. Wählen Sie eine Hebamme, die Sie kompetent unterstützt und damit Ihre Selbstsicherheit stärkt.

Wichtig ist auch, dass Sie sich schon während der Schwangerschaft Hilfe für die Zeit nach der Entbindung organisieren, sei es durch Familienangehörige, Freundinnen, Familien- oder Mütterpflegerinnen. Auf jeden Fall sollte der Haushalt nicht auf Ihren Schultern ruhen, damit Sie selbst viel Ruhe und ungestörte Zeit für sich und das Kind haben.

Häufig sind nicht nur akute, sondern auch dauerhafte Überlastungen Auslösefaktoren für eine Depression. Diese können durch das finanzielle, räumliche, familiäre Umfeld oder durch Selbstüberforderung herbeigeführt werden. Insofern ist es gut, eine ruhige Wohnung und eine Beziehung zu einem in dieser Phase stark entlastenden Partner zu haben. Vor allem aber ist es wichtig, sich klar zu machen, dass frau nicht die perfekte Mutter sein muss, dass vieles auch einmal liegen gelassen werden kann oder nicht so perfekt gemacht werden muss.

Gelassenheit und das Abgeben von Verantwortung und Arbeit an andere können aber auch ein nötiges Lernziel einer Gesprächstherapie sein. Häufig sind bestimmte Verhaltensweisen von Kindheit an so eingefahren, dass die betreffenden Mütter in der extremen Belastungssituation, in der sie nun einmal nach einer Entbindung stehen, gar nicht mehr spüren, wie viel und vor allem wie viel zu viel sie sich zumuten oder ihnen zugemutet wird.

Hat eine Frau gelernt, sich Hilfe zu organisieren, Verantwortung abzugeben und Gelassenheit und Selbstbewusstsein zu entwickeln, wird sie ganz von selbst dem in den Medien häufig stark idealisierten Mutterbild kritisch und humorvoll distanziert gegenübertreten, anstatt zu versuchen, ihm nachzueifern. Und dann ist das Risiko, an einer erneuten Depression zu erkranken, zwar nie völlig auszuschließen, aber doch sehr gering.

Sabine Surholt
1. Vorsitzende
„Schatten & Licht e.V."
Obere Weinbergstr. 3, 86465 Welden
Tel. 082 93 – 96 58 64, Fax 082 93 – 96 58 68
www.schatten-und-licht.de

Ich habe mein Wunschkind und bin trotzdem immer traurig und ohne Energie. Was soll ich tun?

Dr. Carl-Ludwig von Ballestrem

Wahrscheinlich haben Sie eine Wochenbettdepression, eine so genannte postpartale Depression entwickelt. Das geht vielen Müttern nach der Geburt so. Sie sind traurig und erschöpft, machen sich Sorgen, ob sie alles mit dem Baby bewältigen und verspüren auch oft Angst, ob sie wirklich eine gute Mutter sein können. Ganz objektiv gibt es keinen Grund, sich solche Sorgen zu machen. Aber das sind eben Zeichen der Erkrankung. Postpartale Depressionen können von relativ kurzer Dauer sein und nach einigen Wochen wieder abklingen. Sie können jedoch auch Monate, wenn nicht sogar Jahre dauern. In den anglo-amerikanischen Ländern werden bei zehn bis 15 Prozent aller Mütter solche depressiven Zustände nach der Geburt beobachtet. Im deutschsprachigen Raum sind vermutlich etwas weniger Frauen betroffen (etwa vier bis acht Prozent). Weitere typische Merkmale der Krankheit sind Schlafprobleme, Weinattacken und bei schwereren Formen auch Gedanken, sich selbst Schaden zuzufügen. Die Babys können sich dabei der Krankheit ihrer Mutter nicht entziehen. Wochenbettdepressionen haben negative Auswirkungen auf die frühe Mutter-Kind-Beziehung und auf die kindliche Entwicklung. Deswegen ist eine möglichst frühzeitige Erkennung und eine entsprechende Therapie sinnvoll und empfehlenswert (s. a. S. 70, „Wie beeinflusst das Verhalten einer depressiven Mutter ihr Baby?“).

Was tun? Wenn Sie sich so ähnlich wie die oben beschriebene Mutter fühlen, sollten Sie auf sich aufpassen. Sprechen Sie mit Ihrem Partner oder anderen Vertrauenspersonen. Auch Ihre betreuende Hebamme kann eine gute Ansprechpartnerin sein. Nehmen Sie Hilfsangebote aus Ihrem Freundes- und Bekanntenkreis an. Vielleicht gibt es auch eine Selbsthilfegruppe in Ihrer Nähe. Wenn trotz solcher Maßnahmen Ihr Zustand nicht besser wird und Ihre Beschwerden nach einigen Wochen immer noch nicht abgeklungen sind, sollten Sie eine fachspezifische Therapie nicht mehr grundsätzlich ausschließen. Auch wenn Sie zum Beispiel zu

Ihrem Hausarzt gehen, ist schon viel getan. Besser noch: Sie gehen zu einem Psychotherapeuten oder einem Psychiater Ihrer Wahl. Diese sind auf die Erkennung und Behandlung solcher Zustände spezialisiert. Wichtig ist, dass Sie zu dem behandelnden Arzt, der behandelnden Psychotherapeutin ein gutes Verhältnis haben und sich dort wohl und aufgehoben fühlen. Auch die Einnahme von Medikamenten kann in Einzelfällen sinnvoll sein. Dies ist vor allem dann erforderlich, wenn sich eine schwere psychische Krankheit entwickelt (Psychose). Das kommt jedoch nur vereinzelt vor (bei etwa 0,1 Prozent aller Betroffenen).

Eine stationäre Behandlung kann bei schweren und längeren Erkrankungen absolut angebracht sein. Seit einigen Jahren ist es auch in Deutschland möglich, Mutter und Kind gemeinsam stationär zu behandeln. Dies kann im Falle einer Wochenbettdepression sehr von Vorteil sein, da zum einen das Kind in einer wichtigen Phase der Entwicklung nicht von seiner Mutter getrennt wird. Zum anderen gibt es inzwischen gut überprüfte Behandlungsprogramme, bei denen die Kinder in die Behandlung der Mütter einbezogen werden. Dies kann sich auf die Qualität der Mutter-Kind-Beziehung sehr positiv auswirken.

Dr. med. Carl-Ludwig v. Ballestrem
Ärztlicher Psychotherapeut – Verhaltenstherapie
Maybachstraße 3, 73760 Ostfildern-Nellingen
Tel. 0711–345 56 83, Fax 0711–345 57 36
ballestr@web.de

Gibt es Risikofaktoren für eine Depression nach der Geburt?

Grundsätzlich kann es jede Frau treffen: Etwa zehn bis 20 Prozent der Mütter, schätzen Experten, entwickeln nach der Geburt eine so genannte postpartale Depression. Besonders häufig erkranken Erstgebärende, Frauen, die schon einmal Depressionen hatten oder solche, die familiär vorbelastet sind. Lang dauernde Probleme in der Partnerschaft, eine Frühgeburt oder ein krankes Kind, ein traumatisches Geburtserlebnis, wenig soziale Unterstützung und finanzielle Schwierigkeiten sind ebenfalls Risikofaktoren.

Manchmal entwickelt sich auch aus dem Baby Blues (s.a.S. 56, Was versteht man unter dem Baby Blues?) eine postpartale Depression, oft sind die Grenzen fließend. Aber auch wenn Risikofaktoren vorliegen, muss es nicht zwingend zu einer postportalen Depression kommen. Interessanterweise leiden in Japan nur circa drei bis vier Prozent der jungen Mütter darunter: Sie werden traditionell die ersten zwei bis drei Monate nach der Geburt ihrer Kinder bei der eigenen Mutter versorgt.

Meine Freundin ist in den Wechseljahren und leidet sehr unter Stimmungsschwankungen. Ist das Zeichen einer Depression?

Durch die Stoffwechselveränderungen in den Wechseljahren kommt es zu weit reichenden Veränderungen im Körper der Frau: 70 bis 75 Prozent aller Frauen leiden unter Hitzewallungen. Hinzu kommen manchmal noch Schlafstörungen, auch Stimmungsschwankungen werden oft berichtet. Depression oder Wechseljahrsbeschwerden? Studien belegen: Es gibt keine Depression, die direkt auf die Wechseljahre zurückzuführen ist. Eine eindeutige Diagnose kann nur nach einer umfangreichen Untersuchung von einem Fachmann gestellt werden. Denn die Symptome ähneln sich in vielen Bereichen, überschneiden sich auch manchmal. Aber ein direkter Zusammenhang zwischen den hormonellen Veränderungen und einer klassischen Depression ist bis heute nicht belegt.

Ihre Freundin könnte mit dem Arzt etwa folgende Aspekte klären:

- Liegen andere körperliche Ursachen für die Stimmungsschwankungen vor? Zum Beispiel eine Unterfunktion der Schilddrüse? Depressive Verstimmungen können nämlich auch durch körperliche Erkrankungen ausgelöst werden.
- Wie sehr fühlt sie sich durch die körperlichen Beschwerden beeinträchtigt? Vielleicht hilft ihr schon das Gespräch mit dem Arzt und der Rat, ein bisschen mehr auf sich und ihren Körper zu achten. Und die Erkenntnis, dass die Veränderungen in den Wechseljahren auch Chancen bieten. Unter Umständen muss auch eine Hormonbegleittherapie in Betracht gezogen werden.

– Wie steht es um ihre psychische Konstitution? Leidet sie generell unter Selbstzweifeln, hat sie nicht genügend Selbstbewusstsein? Dann kann es sein, dass ihr diese körperliche und seelische Umbruchphase besonders zu schaffen macht.

Studien belegen: Es gibt keine Depression, die direkt auf die Wechseljahre zurückzuführen ist.

– Hatte sie früher schon einmal depressive Episoden? Wie wurden diese behandelt? Eventuell ist eine Behandlung mit Antidepressiva ratsam.

Weitere Informationen auch unter
http://www.hormontherapie-wechseljahre.de
Mit Selbsttest, Forum und Expertenrat.

Ist die Suizidgefahr bei Frauen höher als bei Männern?

Nein, so die Statistik. Aber was sind schon Zahlen. Man muss unterscheiden zwischen dem Suizidversuch und dem tatsächlichen Suizid. In Deutschland nehmen sich jedes Jahr mehr als 11 000 Menschen das Leben. 80 bis 90 Prozent der Opfer waren psychisch krank, die meisten hatten Depressionen. Die Zahl der Selbstmordversuche liegt rund zehnmal höher, bei etwa 100 000 – ohne die Dunkelziffer zu berücksichtigen, denn die Zahl beruht auf Schätzungen. Wer weiß schon immer, wie ein Verkehrsunfall tatsächlich zustande gekommen ist oder ob der vermeintliche Sturz aus dem Fenster nicht doch beabsichtigt war? Bei keiner anderen Krankheit ist die Gefahr der Selbsttötung so hoch wie bei Depressionen. Meist wollen die Betroffenen nicht bewusst aus dem Leben gehen. Sie wollen nur raus aus dieser inneren Hölle, der seelischen Qual irgendwie entfliehen.

Frauen machen öfter den *Versuch,* sich umzubringen (beispielsweise mit Tabletten), vor allem junge Frauen zwischen 14 und 24 Jahren. Männer nehmen sich vermehrt das Leben, und zwar vielfach mit Methoden wie Erschießen, Erhängen oder einem Sprung aus großer Höhe. Was besonders überraschend ist: Die meisten

Selbstmorde werden von älteren Männern verübt, das Risiko steigt weiter an, wenn sie einsam oder chronisch krank sind. Männer über 80 Jahren haben ein sechs- bis neunmal höheres Suizidrisiko als die Durchschnittsbevölkerung.[13]

---

[13] Ulrich Hegerl/David Althaus/Holger Reiners: Das Rätsel Depression. Eine Krankheit wird entschlüsselt, München 2005, S. 204.

Kapitel 4

Depressionen bei Kindern und Jugendlichen

Experten gehen davon aus, dass inzwischen rund 20 Prozent der 12- bis 18-Jährigen in psychische Krisen geraten. Einige brauchen therapeutische Hilfe. Selbst Kleinkinder können schon Depressionen bekommen.

Es ist wichtig zu wissen, dass Kinder und Jugendliche gut behandelt werden können. Wie bei Erwachsenen gilt auch hier: Je früher die Behandlung erfolgt, desto besser. So verringert sich die Gefahr, dass die Krankheit chronisch wird.

Können auch kleine Kinder schon Depressionen haben?

Sogar Babys und kleine Kinder können eine Depression entwickeln, beispielsweise wenn sie von der wichtigsten Bezugsperson getrennt oder für längere Zeit schwer vernachlässigt werden. Zuwendung und Geborgenheit sind vor allem für das Baby lebensnotwendig. Andernfalls zeigt es Defizite in der gesamten Entwicklung – im körperlichen, seelischen, sozialen und motorischen Bereich.

Auch eine Trennung der Eltern sowie Vernachlässigung oder Stress im Kindergarten können der Auslöser für eine Depression sein. Die Diagnose bei den Kleinen ist schwierig, da die Depression oft zusammen mit einer anderen Erkrankung auftritt. Kinder können erst ab etwa acht Jahren Gefühle wie beispielsweise „Ich bin traurig" äußern. Daher stehen in der Regel körperliche Beschwerden wie Bauch- und Kopfschmerzen oder Einschlafstörungen im Vordergrund. Aber auch Verhaltensauffälligkeiten können Anzeichen für eine Depression sein. Je älter die Kinder sind, desto mehr ähneln die Symptome dann denen betroffener Erwachsener (s. a. S. 69, Mögliche Anzeichen depressiver Störungen bei kleinen Kindern). Anders als bei Erwachsenen und Jugendlichen geht die

Wissenschaft davon aus, dass der Stoffwechsel bei der Entstehung von kindlichen Depressionen keine entscheidende Rolle spielt, da er noch nicht ausgereift ist.

Depressionen lassen sich auch bei Kindern behandeln. In manchen Fällen reicht schon eine Beratung oder eine Kurzzeitbehandlung aus. Aber an erster Stelle stehen beim Arzt eine eingehende körperliche und auch neurologische Untersuchung sowie die Diagnose auf dem Programm, erst anschließend kann das Gespräch über ein mögliches Behandlungskonzept erfolgen. Bei älteren Kindern ist auch ein Intelligenztest wichtig. Denn Überforderung in der Schule ist oft ein Auslöser für eine depressive Phase.

Weitere Tipps und Informationen:

http://www.kinder-psych.de/index.htm
Mit Erklärungen der wichtigsten Störungen, Fragen und Antworten sowie weiteren Links.

Deutscher Kinderschutzbund Bundesverband e.V.
Bundesgeschäftsstelle
Schöneberger Str. 15, 10963 Berlin
Tel.: 030–214 809-0
Fax: 030–214 809-99
http://www.dksb.de

Meine Nichte, 7 Jahre, hat abends oft Bauchweh, will nicht mehr spielen und in die Schule gehen. Der Kinderarzt vermutet eine Depression. Kann das sein?

So unfassbar es zuerst scheinen mag: Es kann sein, dass Ihre Nichte eine depressive Störung hat und sie irgendetwas ernsthaft belastet. Lange Zeit hielt man das bei Kindern nicht für möglich und riet zu ausreichend Vitaminen, viel frischer Luft, ordentlichem Essen. Heute weiß man, dass gerade jüngere Kinder, die ihre Gefühle noch nicht beschreiben können, körperliche Beschwerden wie vor allem Bauch- und Kopfweh zeigen. Je älter die kleinen Patienten sind, desto deutlicher treten die psychischen Symptome einer Depression wie Niedergeschlagenheit und Antriebslosigkeit hervor. Hat Ihre Nichte Schwierigkeiten mit den Klassenkameraden? Wird sie vielleicht gehänselt oder geschnitten? Haben die Eltern Probleme in ihrer Ehe oder finanzielle Sorgen? Versuchen Sie, wenn möglich gemeinsam mit den Eltern, dem Arzt und eventuell einem Therapeuten, den Gründen für diese Veränderungen im Verhalten Ihrer Nichte auf die Spur zu kommen.

Die meisten Kinder reagieren mit der Depression auf eine akute oder chronische Belastung, mit der sie nicht fertig werden. Trennungserlebnisse, Tod eines Elternteils, Scheidung, körperlicher und sexueller Missbrauch, Überforderung in der Schule, aber auch Rivalität unter Geschwistern und eine strenge Erziehung können Ursachen sein. In 75 Prozent aller Fälle sind diese psychosozialen Faktoren ausschlaggebend für die Erkrankung. Mit den Symptomen zeigt das Kind, dass etwas nicht in Ordnung ist und verändert werden muss. Die Depression ist also auch ein Warnsignal. Fakt ist leider, dass die Erkrankung bei zwei Dritteln aller Kinder nicht erkannt wird. Das liegt meist daran, dass mindestens eine weitere voll ausgebildete seelische/körperliche Störung dazukommt und im Vordergrund steht – beispielsweise eine Angststörung, Hyperaktivität oder gravierende Verhaltensauffälligkeiten. Depressionen in der Kindheit verhindern, dass der Nachwuchs sich altersgemäß entwickelt und erhöhen das Risiko, auch als Erwachsener unter depressiven Phasen zu leiden.

Die meisten Kinder reagieren mit der Depression auf eine akute oder chronische Belastung, mit der sie nicht fertig werden.

Mögliche Anzeichen depressiver Störungen bei kleinen Kindern

Bereits Kinder können Depressionen haben. Sie zeigen es aber anders. Je älter der Nachwuchs, desto mehr gleichen die Symptome denen Erwachsener.

Kleinkind (1 bis 3 Jahre)

- wirkt traurig
- ist ängstlich und schüchtern

– weint schnell oder wird schnell zornig
– hat keine Lust zu spielen
– lutscht viel am Daumen oder spielt mit den Geschlechtsteilen
– wiegt sich hin und her

Vorschulkind (3 bis 6 Jahre)

– wirkt traurig oder apathisch
– zieht sich zurück oder reagiert aggressiv
– leidet unter Alpträumen, wacht nachts auf
– hat keine Freude am Spielen
– verliert Gewicht oder nimmt stark zu
– bewegt sich ungern

Schulkind

– erzählt, dass es traurig ist
– spricht über Selbstmord
– hat Schwierigkeiten in der Schule
– fühlt sich von den Eltern vernachlässigt
– hat unbegründet Schuldgefühle
– hat ein Gefühl der Hoffnungslosigkeit

(nach: Deutsche Gesellschaft für Kinder- und Jugendpsychiatrie und Psychotherapie)

Wie beeinflusst das Verhalten einer depressiven Mutter ihr Baby?

Das kommt ganz auf die Schwere der Erkrankung an, auf das soziale und familiäre Umfeld und andere Rahmenbedingungen. Aber internationale Studien, klinische Erfahrungen in Deutschland und Untersuchungen in der Münchner Sprechstunde für Schreibabys belegen: Depressive Mütter können sich emotional nicht angemessen auf ihr Baby einlassen, sich nicht von seinen Signalen – Weinen, Rufen, Anklammern, Nachlaufen – leiten lassen. Babys wollen auf den Arm genommen werden. Sie weinen, weil sie Liebe, Nähe, Zuwendung und Schutz brauchen. Die Signale, die sie an die Mutter senden, brauchen eine Erwiderung – nur dann kann beim Kind das Gehirn reifen. Bleiben die Stimulationen durch Stimme, Gesicht und Geruch der Mutter aus, kann sich das Baby nicht altersgerecht entwickeln.

Auch Frühformen kindlicher Depressionen, die bereits ab dem dritten Monat auftreten, sieht man vor allem bei Kindern depressiver Mütter. Diese Babys lächeln nicht und neigen dazu, sich von allen abzuwenden, auch von den Eltern. Interessanterweise ändert sich das, wenn die mütterlichen Depressionen erfolgreich behandelt werden.

Amerikanische Wissenschaftler[14] haben festgestellt, dass früher Stress das Gehirnwachstum bremst. Bei Babys, die mit gestressten oder an Depressionen erkrankten Müttern zusammenleben, werden in schwierigen Situationen massiv Stresshormone ausgeschüttet. Aufgrund dieser Erfahrung reagiert das Gehirn dann später in Stresssituationen mit hormoneller Überproduktion: Die Folge sind wiederum Depressionen und Ängste.

Babys brauchen ausreichend Zuwendung und Anregung, damit sich der für soziale Kontakte verantwortliche Gehirnteil entsprechend entwickeln kann. Verschiedene Studien haben belegt, dass das Verhalten depressiver Mütter auf ihre Kinder abfärbt.

Meine Tochter, 14 Jahre, hat Essstörungen und wirkt niedergeschlagen. Muss ich befürchten, dass sie auch unter Depressionen leidet?

Depressionen treten häufig zusammen mit anderen Krankheiten auf, man spricht dann von Komorbidität. Bei Mädchen sind das oft Essstörungen, bei Jungen Aufmerksamkeits- und Konzentrationsstörungen. Häufig kommen Drogen- und Alkoholmissbrauch hinzu. Essstörungen sind vielfach ein Warnsignal für andere Krankheiten, Anzeichen für tiefer liegende Probleme. Daher wäre es durchaus nicht ungewöhnlich, wenn Ihre Tochter Depressionen hat. „Leidet ein Mensch unter Essanfällen, führt dies häufig zu

[14] Psychologie heute, November 2004, S. 12.

Selbstvorwürfen, Schamgefühlen und Depressionen", heißt es auch auf der sehr informativen und umfangreichen Internetseite „Essstörungen" der Bundeszentrale für gesundheitliche Aufklärung, *https://www.bzga-essstoerungen.de/index.php?id=114*. Sie enthält zahlreiche Links, Hintergrundinformation zu Essstörungen, Literaturhinweise sowie Angaben zu Beratungsstellen und Telefonberatung. Außerdem hilfreich: die kostenlose Hotline „Essstörungen" der Lobby für Mädchen (Köln): info@lobby-fuer-maedchen.de. Jeden Dienstag unter *0800-503 58 85*.

Welche Kinder und Jugendlichen sind besonders gefährdet?

Wenn es in der Familie schon Depressionen gibt, ist der Nachwuchs anfälliger für psychische Störungen. Das Risiko ist besonders hoch, wenn Mutter oder Vater Depressionen, Krebs, Alkohol- oder Drogenprobleme haben. Sind beide Eltern betroffen, bedeutet dies eine entsprechend stärkere Gefährdung der Kinder. Aber nicht nur die Veranlagung, die so genannte genetische Disposition, spielt eine Rolle. Auch Temperament und Persönlichkeit des Kindes oder Jugendlichen sind von Bedeutung.

Eine strenge Erziehung und ein abwertender Umgangston innerhalb der Familie sind häufig mitverursachend. Kinder und Jugendliche brauchen Liebe, Aufmerksamkeit und Zuwendung für ihre gesunde Entwicklung. Wenn sie zu Hause nicht genug davon erhalten, weil die depressive Mutter beispielsweise zu sehr mit sich selbst beschäftigt ist oder Eheprobleme, finanzielle Sorgen oder Arbeitslosigkeit die familiäre Umgebung belasten, kann dies ebenfalls Ursache für eine Erkrankung sein. Auch Überforderung in der Schule, etwa aufgrund einer nicht erkannten Legasthenie, kann zu einer psychischen Störung führen. Manchmal reicht schon ein Umzug in eine andere Stadt und damit der Verlust von Freunden, um labile Kinder krank werden zu lassen. In der Vorpubertät sind Jungen und Mädchen etwa gleich häufig von Depressionen betroffen, später erkranken deutlich mehr Mädchen.

Es ist nicht leicht, depressive Erkrankungen bei Kindern und Jugendlichen zu erkennen, weil altersabhängig jeweils andere

Symptome in den Vordergrund treten. Das reicht von körperlichen Beschwerden wie Kopfschmerzen und Schlafstörungen bis hin zu Minderwertigkeitsgefühlen, negativer Grundstimmung und Leistungsabfall in der Schule. Eine schwierige Zeit ist die Pubertät: So belegen Untersuchungen, dass Mädchen im Alter von 13 bis 16 Jahren doppelt so häufig Depressionen entwickeln wie Jungen. Auch Selbsttötungsversuche im Zusammenhang mit dem Gefühl, den wachsenden Anforderungen nicht gerecht werden zu können, werden für die Zeit der Pubertät vermehrt berichtet (s. a. S. 79, Tabuthema Suizid: Was kann man tun?). Nach einer Studie der Universität Bremen hatten bereits 18 Prozent der 12- bis 17-Jährigen mindestens einmal Depressionen.

Risikofaktoren sind[15]:

- frühe Beziehungsstörungen
- Trennungserlebnisse wie Tod, Scheidung, Liebeskummer
- belastende Lebensumstände (ständiger Streit in der Familie, finanzielle Probleme u. a.)
- körperlicher und sexueller Missbrauch
- psychische Erkrankungen der Eltern
- schulische Überforderung
- andauernde Konflikte mit Freunden und Mitschülern

Auch schwere Infektionskrankheiten, hirnorganische Erkrankungen und Nebenwirkungen von Medikamenten können bei Kindern und Jugendlichen Depressionen auslösen.

Je jünger ein Mensch ist, desto mehr spielen so genannte psychosoziale Faktoren eine Rolle: eine belastende Atmosphäre zu Hause, körperlicher und sexueller Missbrauch, psychisch kranke Eltern – all das kann dazu beitragen, das Kinder und Jugendliche Depressionen entwickeln. Sie können aber gut behandelt werden.

[15] Franz Joseph Freisleder / Dieter Schlamp / Gabriele Naber (Hrsg.): Depression, Angst, Suizidalität. Affektive Störungen im Kindes- und Jugendalter, Germering 2001.

Spielt die Bindung in der frühen Kindheit eine Rolle?

Menschen sind soziale Wesen und damit auf Beziehungen (Bindungen) zu anderen ausgerichtet. Der enge Kontakt zwischen dem Säugling und seiner wichtigsten Bezugsperson legt den Grundstein für psychische Sicherheit oder Unsicherheit. Gerade im ersten Lebensjahr entwickelt sich bei guten Ausgangsbedingungen ein Grundgefühl von Urvertrauen, das auf der Gewissheit basiert, geliebt und verstanden zu werden. Daher gilt: Wie ein Baby und Kleinkind aufwächst, ist sehr bedeutsam für die gesamte Entwicklung. Erfährt es von Anfang an Liebe und Zuwendung, dann ist es später im Leben vor vielen Dingen geschützt. Wer von Geburt an erlebt, dass er (auch in Stresssituationen) geborgen ist, ist „sicher gebunden" und kann Verluste und Trennungen leichter verkraften. Bindungsforscher nehmen an, dass die ersten drei Lebensjahre von besonderer Bedeutung sind und in fundamentaler Weise die spätere Gesundheit, Beziehungsfähigkeit, Stressresistenz sowie Optimismus, Selbstwertgefühl und Grundvertrauen in die eigenen Kräfte beeinflussen.

> Wenn ein Kind sich in den ersten Lebensjahren sicher und geborgen fühlt, Trost, Zuwendung und Schutz erfährt, entwickelt es eine sichere Bindung an seine Bezugspersonen. Eine gute Basis für spätere Beziehungen zu anderen Menschen und für die Persönlichkeitsentwicklung ist damit gelegt.

Depressive Menschen, so zeigen Studien,[16] haben in ihrer frühen Kindheit vermehrt Trennungen und Verluste erfahren – mit der Folge, dass ihre Bedürfnisse und Gefühle im zwischenmenschlichen Bereich vernachlässigt wurden. Sie sind „unsicher gebunden" und haben oft große Probleme, emotionale Belastungen und Stress zu verarbeiten. Viele Betroffene haben schon als Kinder die Erfahrung gemacht, dass sie nur geliebt wurden, wenn sie den Erwartungen anderer entsprachen. Häufig resultieren im

[16] J. Beatson u.a. Predisposition to depression: the role of attachment. Australian and New Zealand Journal of Psychiatry 2003 (37), 219–115.

Erwachsenenalter auftretende Lebensprobleme aus wenig einfühlsamer Erziehung oder Vernachlässigung im Kindes- und Jugendalter. Die Bindungsforschung ist dem Zusammenhang zwischen kindlichen Erfahrungen und Schwierigkeiten im späteren Leben noch auf der Spur. Teil der bereits gesicherten Erkenntnisse ist jedoch auch: Bindungsqualitäten sind unter bestimmten Umständen veränderbar. Vor allem positive Bindungserfahrungen im Verlauf des Lebens können die frühen Wunden verheilen lassen.

Wie werden Depressionen bei Kindern und Jugendlichen behandelt?

Steht die Diagnose Depression fest, gibt es eine ganze Reihe von Behandlungsmöglichkeiten. In manchen Fällen reicht eine Beratung oder eine Kurzzeittherapie. Es kann allerdings, je nach Schwere der Erkrankung, auch eine längere Behandlung erforderlich sein.

Besonders wichtig ist das Gespräch der Ärzte und Therapeuten mit den Bezugspersonen. Dabei geht es unter anderem um Antworten auf Fragen wie: Was haben diese am Verhalten des Kindes oder Jugendlichen beobachtet? Wie kann die Situation in der Schule, im Kindergarten, in der Familie oder dem weiteren sozialen Umfeld verändert und verbessert werden?

Bei kleineren Kindern unter acht oder neun Jahren ist eine Spieltherapie die gängige Behandlungsform. Durch das Spielen im geschützten Raum werden Sicherheit und Selbstbewusstsein gestärkt und neue Verhaltensmöglichkeiten spielerisch erprobt. Der Therapeut findet beim Spielen einen Zugang zum Kind und hilft ihm, wieder Freude zu empfinden.

Eine Depression bei Kindern und Jugendlichen ist oft die Reaktion auf eine belastende Situation innerhalb der Familie oder auf Beziehungsprobleme. Daher kommt für die Behandlung auch die so genannte Familientherapie in Betracht, bei der die gesamte Familie einbezogen wird. Je älter die Patienten, desto mehr wird im psychotherapeutischen Bereich gearbeitet. Bewährt hat sich wie bei Erwachsenen die kognitive Verhaltenstherapie, bei der Lösungen für konkrete Situationen im Alltag im Mittelpunkt der Behandlung stehen. Bei der interpersonellen Psychotherapie geht es mehr um die zwischenmenschlichen Beziehungen. Oft werden verschiedene Therapieformen kombiniert. Ein stationärer Aufenthalt in der Klinik erfolgt nur in schweren Fällen, etwa bei akuter Suizidgefahr. Er kann sinnvoll sein, wenn die Familie mit dem Problem nicht fertig wird oder der Patient Abstand braucht. Vor allem für Jugendliche gibt es einige spezialisierte Einrichtungen.

Ergänzende und unterstützende Maßnahmen sind unter anderem: Heilpädagogik, Ergotherapie, Sport- und Bewegungstherapie, Musik- und Kunsttherapie. Ein weiterer Therapie-Baustein – vor allem bei den Jugendlichen – ist die Behandlung mit Antidepressiva. Bei Kindern ist man mit der medikamentösen Behandlung sehr zurückhaltend, auch weil Erkenntnisse über mögliche Langzeitwirkungen fehlen.

Das Resultat einer großen Studie mit dem Titel TADS (Treatment für Adolescents With Depression Study): Depressive Jugendliche sollten Medikamente nehmen, aber gleichzeitig mit kognitiver Verhaltenstherapie psychologisch behandelt werden. Kombiniert halfen beide Behandlungsformen 71 Prozent der Betroffenen, bei reiner Verhaltenstherapie galt dies nur für 43 Prozent. 61 Prozent der mit dem Antidepressivum Fluctin behandelten Patienten wurde hinterher als stark oder sehr stark gebessert eingestuft.

Wo gibt es Hilfe für depressive Kinder, Jugendliche und deren Eltern?

Immer mehr junge Menschen leiden unter Depressionen und brauchen Hilfe. Ansprechpartner sowohl für die Eltern als auch für die Kids ist in jedem Fall der Haus- oder Kinderarzt, der den Patienten in der Regel in seiner Entwicklung begleitet hat, mögliche familiäre Probleme kennt und dem die Kinder und Jugendlichen vertrauen.

Für den Notfall: Rund um die Uhr besetzt ist die **Telefonseelsorge**: 0 800-111 0 111 oder 0 800-111 0 222.

- **Kinder- und Jugendtelefon**
  Wenn der Nachwuchs eher abblockt, kann vielleicht ein Anruf beim bundesweiten Sorgentelefon „Nummer gegen Kummer" helfen. Es ist für Kinder und Jugendliche wochentags zwischen 15 und 19 Uhr besetzt: *0 800-111 0 333*. Der Anruf ist **kostenlos**!!! Bundesweit haben sich 95 Beratungstelefone (Stand 01/2005) in der Dachorganisation des Vereins „Nummer gegen Kummer e.V." zusammengeschlossen. Allein im Jahr 2004 nutzten fünf Millionen Anrufer diese Nummer als Anlaufstelle. Mehr unter: *https://www.nummergegenkummer.de/cms/website.php*

- **Jugendliche beraten Jugendliche**
  Zuhören. Angst abbauen. Helfen. Unter diesem Motto beraten Heranwachsende im Alter von 16 bis 20 Jahren andere Jugendliche. Sie sind eigens ausgebildet und arbeiten ehrenamtlich beim Kinder- und Jugendtelefon. Zu erreichen sind sie – kostenlos – immer samstags, zurzeit in sieben Städten, allerdings zu unterschiedlichen Zeiten, unter derselben Telefonnummer wie das Kinder- und Jugendtelefon: 0 800-111 0 333.
  Düsseldorf: samstags von 14–19 Uhr
  Hamburg: samstags von 14–19 Uhr
  Kiel: samstags von 14–18 Uhr
  Lüneburg: samstags von 14–18 Uhr
  Minden: samstags von 14–18 Uhr
  München: samstags von 15–19 Uhr
  Wiesbaden: samstags von 14–18 Uhr

- **Beratungstelefon für Eltern**
  Eltern können sich mit ihren Sorgen und Problemen beim Elterntelefon Rat holen. Es ist montags und mittwochs von 9 bis 11 Uhr und dienstags und donnerstags von 17 bis 19 Uhr zu erreichen. Bundesweit und **kostenlos** unter *0 800-111 0 550*. Weitere Infos unter *www.elterntelefon.org*

- Bei zusätzlichen Problemen in der Schule kann unter Umständen ein Gespräch mit dem Schulleiter und Klassenlehrer sinnvoll sein. Wer sich vorher noch beraten lassen möchte: Adressen von Schulpsychologen im jeweiligen Bundesland und persönliche E-Mail-Beratung durch Fachleute gibt es unter *www.schulpsychologen.de*

- Auch die **Bundeskonferenz für Erziehungsberatung (BKE)** kann unter Umständen weiterhelfen: Sie vermittelt individuelle Beratungen im Internet und am Wohnort:
  Herrnstraße 53, 90763 Fürth
  Tel. 09 11 – 97 71 40, Fax 09 11 – 74 54 97
  www.bke.de

- Stationäre Einrichtungen für Kinder und Jugendliche, die Depressionen haben, finden Sie nach Bundesländern und Postleitzahlen geordnet unter *http://www.dgkjp.de*

- *http://www.kinder-psych.de*
  Infoseite über psychische Probleme bei jungen Menschen.

- *http://www.jugend-notmail.de*
  Kostenlose und kompetente Beratung für Kinder und Jugendliche, die psychische oder physische Probleme haben. Mit virtueller Praxis, Notruf-Button.
  jungundjetzt e.V.
  Chausseestraße 28, Berlin 14109
  Tel: (030) 804 966 93, Fax: (030) 804 966 94
  info@jugend-notmail.de

- E-Mail und Zweierchat für Kinder bis 12, Jugendliche zwischen 12 und 17 Jahren und Erwachsene (ab 18). Mit Selbsthilfe und Seelsorge
  www.kummernetz.de
  www.kummernetz.at
  www.kummernetz.ch

- *www.neuhland.de*
  (s. a. S. 79, Tabuthema Suizid: Was kann man tun?)

- *www.das-beratungsnetz.de*
  Onlineberatung zu verschiedenen Krisenthemen.

- *www.kids-hotline.de*
  Kostenlose und anonyme Beratung für alle jungen Menschen bis 21 Jahre. Dem Team gehören auch Pädagogen, Lehrer und Ärzte an.

- *www.youth-life-line.de*
  Chat oder E-Mail für Jugendliche in einer schweren Krise.

Tabuthema Suizid: Was kann man tun?

Die Suizidgefahr bei Kindern und Jugendlichen ist ein immer noch unterschätztes Problem. Selbstmorde kommen bereits im Alter von zehn Jahren vor. Bei Kindern sind 30 bis 40 Fälle pro Jahr bekannt, ab der Pubertät nimmt das Suizidproblem zu, vor allem bei den Mädchen. Etwa 300 Suizide jedes Jahr gibt es unter den 15- bis 20-Jährigen. In einigen Regionen existieren mittlerweile Vereinbarungen mit der örtlichen Presse, nicht mehr so reißerisch über Selbstmorde zu berichten. Die Erfahrungen haben nämlich gezeigt, dass der Nachahmungseffekt, vor allem bei Jugendlichen, groß ist.

- Kompetente Anlaufstelle für verzweifelte junge Menschen ist die Beratungsstelle neuhland. Der Erstkontakt läuft übers Telefon, meist von Eltern, Freunden oder Ärzten vermittelt.
  Tel. 030 - 873 01 11
  Öffnungszeiten: Mo bis Fr 9–18 Uhr

  Auch online gibt es Hilfe: Die Betroffenen können online einen Beratungstermin buchen und erhalten Passwort und Link für den Chatroom. Die Beratung findet im Einzelchat statt.

  Beratungsstelle für suizidgefährdete Kinder und Jugendliche:
  neuhland
  in Wilmersdorf, Nikolsburger Platz 6
  10717 Berlin
  Tel. 030 – 873 01 11, Fax 030 – 417 28 39 19
  www.neuhland.de

  Dort gibt es auch eine Liste der Hilfsdienste in Deutschland, nach Bundesländern geordnet.

- Menschen, die gute Freunde oder Angehörige verloren haben, haben die Initiative Freunde fürs Leben gegründet:
  www.frnd.de
  Mit Check: Ist mein Freund in Gefahr?, Wissenstest und Selbsttest.

Weitere Informationen s. a. S. 76, Wo gibt es Hilfe für depressive Kinder, Jugendliche und deren Eltern?

Kapitel 5

Die medikamentöse Behandlung

Antidepressiva lösen keine Probleme, aber sie tragen dazu bei, dass die Symptome einer Depression abklingen und das Leben nicht mehr so aussichtslos und düster erscheint.

Wie antidepressive Medikamente genau wirken, ist nach wie vor nicht hinreichend erforscht. Aber sie helfen vielen Betroffenen. Ihre Wirkung setzt nach etwa vier Wochen ein. Wichtig zu wissen: Antidepressiva machen nicht süchtig und verändern nicht die Persönlichkeit.

Welche Medikamente helfen bei Depressionen?

Zur Behandlung von Depressionen werden in erster Linie Antidepressiva eingesetzt, sehr oft mit Erfolg. Sie normalisieren den Stoffwechsel im Gehirn und beeinflussen die Botenstoffe, auch Neurotransmitter genannt; vor allem Serotonin und Noradrenalin, die für Stimmungen und Gefühle verantwortlich sind. Warum und wie es im Detail zu diesen Stoffwechselveränderungen kommt, ist noch nicht ausreichend geklärt. Antidepressiva wirken in der Regel erst nach ungefähr zwei bis vier Wochen. Daher braucht man zunächst etwas Geduld. Diese Medikamente gehören zu den Psychopharmaka, machen aber nicht abhängig.

Es gibt verschiedene Gruppen von Antidepressiva. Sie unterscheiden sich in ihrem Wirkansatz (s. a. S. 82, Medikamentenkunde, Was ist was?). Abhängig von den Ergebnissen der körperlichen Untersuchungen und der jeweiligen Diagnose verordnet der Arzt das Medikament, das seiner Meinung nach am besten zum Patienten passt. Dabei spielen unter anderem auch das Alter, Vorerkrankungen, Symptome und zu erwartende Nebenwirkungen eine Rolle. Viele Antidepressiva müssen langsam „eingeschlichen" werden. Das heißt, man beginnt mit einer minimalen Dosis, die dann im

Laufe der Therapie erhöht wird. So kann der Körper sich an den Wirkstoff gewöhnen. Natürlich ist wichtig, dass die Medikamente regelmäßig eingenommen und auf keinen Fall ohne Rücksprache mit dem Arzt abgesetzt werden. Antidepressiva lösen keine Probleme, aber sie sind ein Schritt auf dem Weg zur Besserung. Sind die schlimmsten Symptome gemildert, kann beispielsweise mit einer Psychotherapie weiterbehandelt werden.

Mehr dazu auch im Internet unter: *www.medikamente-im-test.de* (Ratgeber der Stiftung Warentest zu rund 9000 Arzneimitteln, teilweise kostenpflichtig.)

Medikamentenkunde: Was ist was?

Antidepressiva lassen sich, abhängig von ihrer Wirkungsweise, in verschiedene Gruppen unterteilen:

Trizyklische Antidepressiva (TZA)

Diese Medikamente gibt es seit Mitte der 1950er-Jahre, man spricht auch von „klassischen" Antidepressiva, weil sie die ersten waren, die auf den Markt kamen. Sie hemmen vor allem die Wiederaufnahme der Botenstoffe Serotonin und Noradrenalin in die ausschüttende Nervenzelle. Im Vergleich zu den neueren Antidepressiva haben sie mehr Nebenwirkungen. Andererseits ist ihre Wirksamkeit gut belegt.

Antidepressiva helfen bei Depressionen. Das ist erwiesen. Es kann allerdings einige Zeit dauern, bis Arzt und Patient das Medikament gefunden haben, das am besten hilft und die wenigsten Nebenwirkungen hat. Hier ist vor allem Geduld gefragt.

Wirkstoffe sind: Amitriptylin, Amitryptylinoxid, Clomipramin, Desipramin, Doxepin, Imipramin, Maprotilin, Nortriptylin, Trimipramin (s. a. S. 83, Die wichtigsten Wirkstoffe und ihre Dosierung).

Selektive Serotonin-Wiederaufnahmehemmer (SSRI)

Bei diesen Antidepressiva, seit 1987 auf dem Markt, dreht sich alles um den Botenstoff Serotonin. SSRI (aus dem Amerikanischen: Selective Serotonin Reuptake Inhibitors) blockieren die Wiederaufnahme von Serotonin an den ausschüttenden Nervenzellen, es bleibt länger in dem Spalt zwischen den Nervenzellen und wirkt dort. Da andere Botenstoffe nicht beeinflusst werden, haben SSRI weniger Nebenwirkungen.

Wirkstoffe sind: Citalopram, Fluoxetin, Fluvoxamin, Paroxetin, Sertralin

- TZA und SSRI sind die beiden wichtigsten Medikamentengruppen.
- Darüber hinaus werden Depressionen noch mit SNRI (Venlafaxin), NARI (Reboxetin) und NaSSa (Mirtazepin) behandelt.
- Lithium wird in erster Linie bei manisch-depressiven Erkrankungen verschrieben, aber auch, um Rückfällen bei Depressionen vorzubeugen.
- Bei den MAO-Hemmern werden die Botenstoffe Serotonin und Noradrenalin langsamer abgebaut, indem das Enzym Mono-Amino-Oxidase blockiert wird. Die älteren Präparate haben erhebliche Nebenwirkungen und man muss eine strenge Diät einhalten, weil sonst der Blutdruck zu sehr ansteigt.
- Neuroleptika werden in erster Linie bei psychotischen Symptomen, z. B. bei Schizophrenie, eingesetzt, manchmal auch bei wahnhaften Depressionen oder starken Angstzuständen.
- Beim pflanzlichen Antidepressivum Johanniskraut muss unbedingt auf Wechselwirkungen mit anderen Medikamenten geachtet werden (s. a. S. 99, Hilft Johanniskraut bei Depressionen?).

Die wichtigsten Wirkstoffe und ihre Dosierung

Trizyklische Antidepressiva

Wirkstoff	*Handelsname (Beispiel)*	*Tägl. Dosierung bei ambulanter Behandlung*
Amitriptylin	Amineurin Amitriptylin beta Limbatril mono Saroten Syneudon	bis 150 mg

Wirkstoff	*Handelsname (Beispiel)*	*Tägl. Dosierung bei ambulanter Behandlung*
Amitriptylinoxid	Equilibrin	bis 180 mg
Clomipramin	Anafranil Clomipramin AZU Hydiphen	100 bis 150 mg
Desipramin	Petylyl	150 mg
Doxepin	Aponal Doneurin Doxepin-biomo Espadox Mareen Sinquan	bis 225 mg
Imipramin	Imipramin-neurax Tofranil	bis 225 mg
Maprotilin	Deprilept Kanopan Ludiomil Maprotilin von ct	bis 150 mg
Nortryptylin	Nortrilen	bis 150 mg
Trimipramin	Eldoral Herphonal Stangyl Trimidura Trimipramin	bis 225 mg
Serotonin-Wiederaufnahmehemmer (SSRI)		
Citalopram	Cilex Cipramil Citalopram Beta Futuril Sepram Serital	20 bis 60 mg

Wirkstoff	*Handelsname (Beispiel)*	*Tägl. Dosierung bei ambulanter Behandlung*
Fluoxetin	Fluctin Fluox Fluoxetin Heumann Fysionorm Motivone Prozac	20 bis 40 mg
Fluvoxamin	Fevarin Fluvoxadura Fluvoxamin Stada	100 bis 200 mg
Paroxetin	Euplix Oxet Paroxetin Isis Seroxat Tagonis	20 bis 40 mg
Sertralin	Besitran Gladem Zoloft	50 bis 200 mg
Weitere Antidepressiva und ihre Dosierung		
Mirtazapin	Remergil	15 bis 45 mg
Reboxetin	Edronax	4 bis 8 mg
Venlafaxin	Trevilor	75 bis 375 mg

Aus: Stiftung Warentest. Depressionen überwinden. 2003, 2. Auflage.

Muss ich mit Nebenwirkungen rechnen, wenn ich Antidepressiva einnehme?

Der Volksmund sagt: „Alles, was wirkt, hat Nebenwirkungen." Das gilt auch für Antidepressiva, die je nach Wirkstoff unterschiedliche Nebenwirkungen verursachen können. Oft treten diese kurz nach Beginn der Therapie auf, also (leider) noch bevor die Wirkung einsetzt. Das ist aber kein Zeichen dafür, dass die Medikamente nicht wirken.

Mundtrockenheit, Mattigkeit oder Übelkeit – das sind nur drei von zahlreichen Nebenwirkungen, die auftreten können. Berichtet werden auch Gewichtszunahme, Schwindelgefühle, Verstopfung, Hautausschlag und Unruhe. Die meisten unerwünschten Wirkungen sind nicht gefährlich, sie lassen in der Regel nach den ersten Wochen nach.

Auch wenn im Beipackzettel zahlreiche dieser möglichen (!) Nebenwirkungen aufgelistet sind, müssen diese nicht bei Ihnen auftreten. Wie ein Antidepressivum wirkt, hängt von unterschiedlichen Faktoren ab (s. a. S. 87, Woran erkenne ich, ob ein Antidepressivum wirkt?).

> Auch wenn im Beipackzettel jede Menge dieser möglichen (!) Nebenwirkungen aufgelistet sind, müssen diese nicht bei Ihnen auftreten.

Wenn die Nebenwirkungen zum Problem werden und Sie sich stark beeinträchtigt fühlen, sollten Sie mit Ihrem Arzt reden. Er kann beispielsweise die Dosierung verändern, das Medikament wechseln, eine andere Tageszeit für die Einnahme oder auch zusätzlich eine Psychotherapie verordnen. Auf keinen Fall sollten Sie ohne Rücksprache mit dem Arzt das Medikament absetzen.

Woher weiß ich, ob ich das Antidepressivum vertrage?

Leider lässt sich bisher noch nicht exakt vorhersagen, welches Antidepressivum zu welchem Patienten passt. Menschen reagieren sehr unterschiedlich auf einzelne Medikamente, der individuelle Stoffwechsel und auch die Lebensumstände spielen eine Rolle. Aspekte wie Alter, Veranlagung oder Geschlecht, Ess- und Trinkgewohnheiten beeinflussen die Wirkung ebenfalls.

Setzen Sie auch auf die Erfahrung des Arztes. Er berücksichtigt bei der Wahl des Medikaments die unterschiedlichsten Aspekte. Immerhin gibt es mittlerweile über 40 verschiedene Antidepressiva, die sich zum Teil in ihrem Wirkansatz unterscheiden. Da sie erst nach zwei bis vier Wochen wirken, braucht man schon ein bisschen Geduld, um sagen zu können, ob man das Medikament verträgt.

Ein wichtiger Faktor bei der Auswahl des Antidepressivums ist Ihr spezielles Krankheitsbild mit Antworten auf Fragen wie:

- Sind Sie eher ängstlich oder eher unruhig?
- Hatten Sie früher schon einmal eine depressive Episode?
- Wenn ja, welches Antidepressivum hat Ihnen geholfen?
- Welche anderen Medikamente nehmen Sie ein?
- Welche körperlichen Erkrankungen haben Sie?

Leider können (!) bereits zu Beginn der Behandlung Nebenwirkungen auftreten wie Mundtrockenheit, Übelkeit, Kopfschmerzen oder Müdigkeit. Sie lassen in der Regel nach einiger Zeit nach. Sollten Sie sich stark beeinträchtigt fühlen, sprechen Sie unbedingt mit Ihrem Arzt. So können Sie gemeinsam abwägen, ob ein Wechsel des Medikaments sinnvoll wäre. Es gibt immer wieder Patienten, die die Behandlung einfach abbrechen, weil sie mit dem Antidepressivum nicht zurechtkommen, oft in der Annahme „Bei mir hat es sowieso keinen Zweck“ oder „Mir kann nichts helfen“. Aber das stimmt nicht!

Die Forschung arbeitet daran, Präparate mit weniger Nebenwirkungen zu entwickeln. Und sie versucht, mit bildgebenden und anderen Verfahren herauszufinden, welches Antidepressivum am besten zum jeweiligen Patienten passt. Es wird allerdings noch eine Zeit lang dauern, bis die Ergebnisse vorliegen und für die Behandlung umgesetzt werden können. Ideal wäre Folgendes: Der Arzt führt nach der Diagnose Depression einen Gentest durch und weiß innerhalb von Minuten, welches Medikament die größten Erfolgschancen hat. Bleibt die Hoffnung, dass dies irgendwann mal Realität wird (s. a. S. 157, Stimmt es, dass die Forschung nach neuen Medikamenten gegen Depressionen sucht?).

Woran erkenne ich, ob ein Antidepressivum wirkt?

Manchmal spürt man schon nach ein paar Tagen die Wirkung des Antidepressivums, aber in der Regel dauert es eine gewisse Zeit und der Patient braucht Geduld. Wenn nach zwei bis maximal vier

Wochen keine Besserung der Symptome eingetreten ist, sollten Sie gemeinsam mit Ihrem Arzt zunächst einmal die Dosis erhöhen, später eventuell das Präparat wechseln. Empfohlen wird auch, den Blutspiegel des Medikaments zu überprüfen, wenn die erwünschte Wirkung nicht eingetreten ist. Auf jeden Fall gilt: Sie müssen etwas unternehmen, wenn sich die Symptome nach spätestens vier Wochen nicht gebessert haben. Viele Patienten leiden unnötigerweise wochen- und monatelang weiter oder brechen die Behandlung einfach ab, weil sie diese Hintergründe nicht kennen und der Arzt sie nicht entsprechend informiert hat.

Zwei bis vier Wochen Geduld sind nötig. Dann sollten sich die Symptome der Depression deutlich gebessert haben.

Wie findet man die richtige Dosierung?

Eine Standarddosis gibt es nicht: Die Dosierung des Medikaments ist von Mensch zu Mensch ganz unterschiedlich. Ob und wie ein Antidepressivum wirkt, wird auch von den Lebensgewohnheiten beeinflusst. Dazu zählen beispielsweise der Kaffee- und Zigarettenkonsum und wie viel ein Patient sich täglich bewegt. Auch der Stoffwechsel und andere biologische Besonderheiten spielen eine Rolle. Daher ist ein offenes Gespräch mit dem Arzt unbedingt notwendig. Hersteller geben so genannte Dosierungsintervalle an – also das Minimum und das Maximum des Wirkstoffs bei ambulanter Behandlung

Oft werden Antidepressiva auch „eingeschlichen“, das heißt: Die Dosis wird langsam erhöht, damit sich der Körper daran gewöhnt. So lassen sich unter Umständen mögliche Nebenwirkungen vermeiden, die oft zu Beginn der Therapie auftreten. In der Praxis ist es leider so, dass die Ärzte oft eine viel zu niedrige Dosis verschreiben und das Antidepressivum daher nicht wirkt. Bevor das Medikament gewechselt wird, sollte man also unbedingt noch einmal die Dosierung überprüfen und gegebenenfalls erhöhen.

Was ist, wenn ich vergesse, das Antidepressivum einzunehmen?

Keine Panik: Es kann nichts passieren. Wenn Sie es innerhalb von ein, zwei Stunden bemerken, können Sie in der Regel die Einnahme nachholen. Ansonsten lassen Sie diese Tablette einfach aus und nehmen zum nächsten Zeitpunkt wieder die vereinbarte Dosis (nicht mehr). Am besten ist es, wenn Sie diese Frage mit Ihrem Arzt besprechen.

Ein besonderer Service und vielleicht eine gute Idee für den Anfang: Unter *www.depress-online.de* gibt es den kostenlosen SMS-Erinnerungsservice. Wer sich dort anmeldet, erhält zweimal täglich eine SMS, die daran erinnert, das Antidepressivum einzunehmen. Die SMS wird zu den von Ihnen im Formular angegebenen Uhrzeiten verschickt.

Ich habe Angst vor Psychopharmaka. Machen die süchtig?

Beruhigungsmittel, Schlafmittel, Antidepressiva – sie alle gehören zwar zur großen Gruppe der so genannten Psychopharmaka. Aber: Abhängig machen Beruhigungsmittel und Schlafmittel wie beispielsweise Tavor oder Valium, auch bekannt als Benzodiazepine. Antidepressiva machen definitiv nicht süchtig. Die verschiedenen Präparate regulieren bestimmte Botenstoffe (Serotonin und/oder Noradrenalin) im Gehirn und wirken auch nur dort. Es besteht keinerlei Gefahr, davon abhängig zu werden. Das gilt auch, wenn das Medikament über Jahre hinweg eingenommen werden muss. Antidepressiva verändern nicht die Persönlichkeit.

Leider scheuen viele Betroffene vor Medikamenten gegen Depressionen zurück, weil sie fälschlicherweise annehmen, dass sie süchtig machen. Diese Angst ist unbegründet. Unangenehm und lästig sind nur die Nebenwirkungen von Antidepressiva, die aber in der Regel nach ein paar Tagen nachlassen.

> Antidepressiva gehören zwar zur Gruppe der Psychopharmaka, machen aber nicht süchtig.
> Sie können ohne Angst vor Abhängigkeit auch über einen längeren Zeitraum eingenommen werden.

Manchmal ist es notwendig, zu Beginn der medikamentösen Behandlung auch Beruhigungsmittel einzunehmen. Dabei gilt: nur in dringenden Fällen, in möglichst geringer Dosierung und für kurze Zeit. Wer beispielsweise unter starken Angstzuständen leidet, kommt durch diese Medikamente wieder zur Ruhe und kann die Zeit überbrücken, bis die Wirkung der Antidepressiva einsetzt. Dann werden die Beruhigungsmittel langsam wieder „ausgeschlichen", also die Dosis Schritt für Schritt heruntergesetzt. So kommt der Körper besser mit der Umstellung zurecht.

Wie lange muss ich Antidepressiva einnehmen?

Auch diese Frage kann nur individuell beantwortet werden. Die Dauer der Einnahme hängt jeweils vom Patienten und der Schwere der Erkrankung ab. Manche können das Antidepressivum schon nach ein paar Monaten absetzen, andere nehmen es länger.

> Manche Patienten nehmen das Antidepressivum ein paar Monate, andere über Jahre. Bei mehreren Rückfällen wird der Arzt unter Umständen eine langfristige so genannte Rückfallprophylaxe mit demselben Medikament vorschlagen.

Wenn Sie schon mehrere depressive Episoden hatten, brauchen Sie unter Umständen auch eine Langzeitbehandlung. Experten gehen davon aus, dass eine Depression, wenn sie nicht behandelt wird, in der Regel ein Jahr dauert. Mit Medikamenten tritt eine Besserung der Symptome meist in vier bis sechs Wochen auf, aber eine erhöhte Rückfallgefahr besteht danach noch ein ganzes Jahr.

Stimmt es, dass Antidepressiva allein bei der Behandlung von Depressionen nicht helfen?

Prof. Dr. Bruno Müller-Oerlinghausen & Ursula Köberle

Nein, so stimmt es nicht: Antidepressiva können auch gelegentlich allein helfen, d.h. einen Teilerfolg bringen. Aber: Antidepressiva sind zwar in vielen Fällen unverzichtbar; dennoch sind sie im Vergleich zu Placebos (vgl. dazu S. 97, Was sind Placebos?) und manchen anderen Arzneimitteln keine sehr stark wirksamen Medikamente. Deshalb kommt alles darauf an, ihre Wirkung individuell optimal auszunutzen und durch andere Strategien zu ergänzen. Depression ist nicht gleich Depression. Bei jedem Menschen ist die Depression in einen ganz persönlichen Lebenszusammenhang eingebettet und jeder Mensch reagiert anders auf verschiedene antidepressive Strategien. Deshalb gilt grundsätzlich: Wer mit seinem Patienten und seiner Patientin nicht sprechen will, soll auch keine Pillen verschreiben!

Welche wichtigen antidepressiven Strategien gibt es außer Medikamenten? Die wichtigste ist das stützende, einfühlsame Gespräch auf der Grundlage von medizinisch-psychologischem Basiswissen über depressive Erkrankungen inklusive des Suizidrisikos. Gespräche mit schwer depressiven Menschen können sehr belastend sein und erfordern Ausdauer und die Fähigkeit zur eigenen Abgrenzung. Das regelmäßige Gespräch ist unabdingbar für die Etablierung einer tragfähigen therapeutischen Beziehung. Sie ist angesichts der für die Depression so typischen Hoffnungslosigkeit und negativistischen Sicht der eigenen Person von großer Bedeutung. Nur auf der Basis einer guten, tragfähigen Beziehung zum Patienten vermag der Arzt darüber hinaus zu erkennen, ob ein Patient suizidgefährdet ist. Daneben gibt es für jeweils bestimmte Patienten spezifische psychotherapeutische Verfahren, insbesondere solche, die versuchen, die Depressions-typischen, negativen Denkinhalte dem depressiven Menschen bewusst zu machen und zu bearbeiten. Ihre Wirksamkeit ist in wissenschaftlichen Studien belegt. So genannte aufdeckende, zum Beispiel psychoanalytische Verfahren sind bei vielen depressiven Patienten nicht geeignet, sondern können sogar zu gefährlicher Destabilisierung führen. Die Wirksamkeit spezieller (!) Psychotherapieverfahren ist auch in der Langzeitanwendung, d.h. für die Verhinderung des Wiederauftretens depressiver Phasen gezeigt worden. Psychotherapie kann auch in Gruppen erfolgen, um beispielsweise Kenntnisse über die Erkrankung (Frühsymptome, Verlauf inklusive Unterschied der unipolaren und bipolaren Störung[17] und der hohen Rückfallgefahr, Behandlungsmöglichkeiten etc.) zu vermitteln. In diese Aufklärungsarbeit sollten unbedingt die Angehörigen mit einbezogen werden.

Typisch für die schwere Depression ist das gestörte Zeiterleben; die Zeit läuft für den Depressiven qualvoll langsam ab, der Kranke ist in seiner Vergangenheit fixiert. Hier kann geeignete Ergotherapie (die nicht mit „Basteln“ oder „Beschäftigung“ gleichgesetzt werden sollte) helfen, die Zeit neu zu strukturieren, aber auch Alltagsaktivitäten und kognitive Fähigkeiten zu trainieren und anhand von praktischen Tätigkeiten psychische Schwierigkeiten therapeutisch zu bearbeiten. Depression drückt sich auch in körperlichen Symptomen aus: Der Leib des Depressiven ist krank. Hier ergeben sich Ansätze zu direkter therapeutischer Beeinflussung, die bislang wohl nicht ausreichend genutzt werden. So haben wissenschaftliche Studien die stimmungs- und angstlösende, entspannende Wirksamkeit von speziellen Massageformen (mit sehr langsamen, fließenden Berührungen) bei depressiven Patienten gezeigt. Aber auch aerobes Leistungstraining[18], z. B. auf dem Laufband, kann antidepressive Effekte haben. Schließlich kann die progressive Muskelrelaxation nach Jacobson in ein therapeutisches Gesamtkonzept sinnvoll integriert werden.

Prof. Dr. med. Bruno Müller-Oerlinghausen
Vorsitzender der Arzneimittelkommission
der deutschen Ärzteschaft
Jebensstr. 3, 10623 Berlin
Tel. 030-3 10 01-3 61, Fax 030-3 10 01-3 66
bruno.mueller-oerlinghausen@web.de
www.akdae.de

---

[17] Die Begriffe „unipolar“ und „bipolar“ stehen im neueren fachlichen Sprachbegriff für eine rein depressive Erkrankung (unipolar) bzw. eine Erkrankung, bei der sich depressive und manische Phasen abwechseln (bipolar).

[18] Aerobes Training, wörtlich „Training mit Luft“, fordert das Herz-Kreislauf-System sowie Lunge und Stoffwechsel. Zur Energiegewinnung werden in den Muskelzellen Kohlehydrate und Fette verbrannt. Typische Sportarten sind Jogging, Radfahren oder Schwimmen. Dabei sollte der Puls kontrolliert werden. Ein Richtwert liegt bei 180 minus Lebensalter.

Ursula Köberle
Psychiatrie der Schlosspark-Klinik
Heubnerweg 2
14059 Berlin
ursula.koeberle@schlosspark-klinik.de

Wenn ich den Beipackzettel des Medikaments lese, das der Arzt mir verordnet hat, bekomme ich Angst. Sind Antidepressiva gefährlich?

Nein, auf keinen Fall. Aber wie alle Medikamente haben Antidepressiva auch Nebenwirkungen, die auftreten können, aber nicht müssen. Die Pharmaindustrie muss sich absichern und im Beipackzettel ganz detailliert alle prinzipiell möglichen (!) Nebenwirkungen aufführen. Mundtrockenheit, Gewichtszunahme und andere bekannte Beschwerden sind nicht gefährlich, sondern höchstens lästig. Auf der anderen Seite wiegen für Betroffene viele Unannehmlichkeiten nicht mehr so schwer, das Abklingen der Depressionssymptome steht im Vordergrund. Wenn Sie sich allerdings durch Nebenwirkungen massiv beeinträchtigt fühlen, müssen Sie sich mit Ihrem Arzt beraten, ob es sinnvoll sein könnte, ein anderes Präparat auszuprobieren, das Sie vielleicht besser vertragen.

Der Arzt checkt in der Regel vorher ab, ob das Antidepressivum für Sie geeignet ist und beurteilt mögliche Wechselwirkungen mit anderen Medikamenten, die Sie einnehmen. Daher muss er genau wissen, welche anderen Erkrankungen bei Ihnen vorliegen, was Sie außerdem noch an Tabletten oder Pillen nehmen und welche Unverträglichkeiten und Risiken in Ihrer Krankengeschichte bekannt sind. Aber – man kann es nicht oft genug wiederholen – Sie müssen keine Angst haben. Antidepressiva sind nicht gefährlich. Sie machen nicht süchtig, sie verändern nicht die Persönlichkeit und sind auch keine Glücksdrogen. Sie regulieren lediglich die Chemie der Botenstoffe Serotonin und Noradrenalin, die bei Depressionen aus dem Lot geraten ist.

Sind neuere Antidepressiva besser?

Diese Frage lässt sich nicht einfach mit Ja oder Nein beantworten. Es kommt dabei auch auf die individuelle Situation des Patienten an. Der Vorteil der trizyklischen Antidepressiva, die es seit den 1950er-Jahren gibt, ist beispielsweise, dass sie schon lange auf dem Markt sind, ihre Wirksamkeit immer wieder unter Beweis gestellt wurde und mehr Erfahrungen vorliegen – beispielsweise auch über Anwendungen in der Schwangerschaft. Die Forschung hat sich enorm weiterentwickelt, seit den 1990er-Jahren sind die so genannten SSRI (Selektive Serotonin-Wiederaufnahmehemmer) auf dem Markt. Für diese neueren Antidepressiva liegen derart umfangreiche empirische Daten eben noch nicht vor. Auf der anderen Seite haben sie in der Regel weniger Nebenwirkungen und sind daher besser verträglich.

Was kann ich gegen Nebenwirkungen tun?

Die meisten Nebenwirkungen vergehen nach ein paar Wochen bzw. werden dann vom Patienten nicht mehr so störend wahrgenommen. Manche Betroffenen haben Probleme mit der Sehschärfe – vor allem bei der Umstellung von Nah- auf Fernsicht – und kaufen sich eine neue Brille. Das ist vollkommen unnötig, denn nach ein paar Tagen regelt sich die Sehschärfe von allein. Viele berichten von Mundtrockenheit, die man meist auch beim Sprechen hört, was zusätzlich unangenehm ist. Hier hilft: viel trinken, Kaugummi ohne Zucker kauen oder zuckerfreie Bonbons lutschen. Wer unter Verstopfung leidet, kann den Darm durch Bewegung, reichliches Trinken und ballaststoffreiche Ernährung anregen. Auch Leinsamen auf nüchternen Magen und getrocknete Feigen können helfen. Schwindelig, niedriger Blutdruck, müde? Versuchen Sie es mit Wechselduschen, körperlicher Betätigung, etwas Kaffee. Auch Gewichtszunahme ist bei Antidepressiva ein Thema, das mit dem Arzt besprochen werden sollte. Bei

> Mundtrockenheit, Verstopfung, niedriger Blutdruck? Oft helfen einfache Mittel gegen die anfänglichen Nebenwirkungen.

manchen Medikamenten, beispielsweise mit dem Wirkstoff Mirtazapin, wird diese Nebenwirkung nämlich verstärkt beobachtet.

Seit ich Antidepressiva nehme, läuft im Bett gar nichts mehr. Gibt es einen Zusammenhang?

Das ist durchaus nicht ungewöhnlich. Die meisten antidepressiv wirkenden Medikamente haben Auswirkungen auf die Sexualität. Vor allem die so genannten modernen Antidepressiva können dazu beitragen, dass das sexuelle Verlangen nachlässt oder der Patient/die Patientin frigide oder impotent wird.

Viele Menschen mit depressiven Störungen haben allerdings ohnehin keine Lust auf Sex, können höchstens ein paar Streicheleinheiten (v)ertragen. Daher wird diese Nebenwirkung zu Beginn der Behandlung oft gar nicht registriert. Bessert sich die Depression, tritt das Bedürfnis nach Sexualität wieder mehr in den Vordergrund. Wenn diese dann immer noch nicht möglich ist, leidet zumeist die Lebensqualität des Patienten und die Partnerschaft. Viele Menschen trauen sich nicht, das Thema Sexualität beim Arzt anzusprechen und bringen ihre Probleme auch nicht unbedingt mit dem Antidepressivum in Zusammenhang. Es kann im Übrigen auch sein, dass das Medikament noch gar nicht wirkt, sondern die Erektions- oder Orgasmusstörungen ein neues Symptom der Depression sind.

Wenn Sie trotz Depression Spaß im Bett haben wollen und sich durch das Medikament beeinträchtigt fühlen, sollten Sie unbedingt mit Ihrem Arzt darüber sprechen. Er kann Ihnen eventuell ein anderes Antidepressivum oder gegen die sexuellen Probleme ein zusätzliches Medikament verschreiben.

Es heißt, manche Antidepressiva erhöhen die Suizidgefahr. Ist das wahr?

Es gab vor allem in den Medien eine Diskussion darüber, ob die so genannten SSRI-Präparate (Selektive Serotonin-Wiederaufnahmehemmer) die Suizidgefahr bei depressiven Menschen, vor allem bei Kindern, erhöhen. Der Verdacht konnte jedoch nicht experimentell erhärtet werden. Forscher warnen deshalb davor, auf diese Medikamente zu verzichten.[19] Die weitaus häufigste Ursache für Selbstmorde ist und bleibt eine unbehandelte Depression.

Darf ich mein Medikament absetzen, sobald ich mich besser fühle?

Die Versuchung ist natürlich groß, das Antidepressivum abzusetzen, wenn man sich wieder besser fühlt. Vorzeitiges Absetzen ist aber einer der häufigsten Gründe für einen Rückfall und kann daher gefährlich werden. Aus diesem Grund gilt: Wenn die Akutphase vorbei ist und die Symptome der Depression abgeklungen sind, sollten die Antidepressiva noch mindestens sechs bis neun Monate weiter eingenommen werden. In der Fachsprache heißt das Erhaltungstherapie. Nach dieser Zeitspanne schleichen Sie nach Rücksprache mit Ihrem Arzt das Medikament aus. Das heißt, die Dosis wird schrittweise reduziert, damit der Körper mit der Umstellung zurechtkommt. Sie erhalten dann beispielsweise nur noch die halbe Tagesdosis, nach ein paar Wochen nur noch ein Viertel usw. Um Antidepressiva den individuellen Bedürfnissen der Patienten anzupassen, gibt es sie in unterschiedlichen Wirkstoffmengen.

Wenn Sie immer wieder unter depressiven Episoden leiden – man spricht dann von so genannten rezidivierenden Verläufen –, kann es auch sinnvoll sein, die Medikamente über Jahre hinweg einzunehmen. Das ist dann eine Langzeittherapie – eventuell mit einer reduzierten Dosis, aber mit dem gleichen Antidepressivum. Eine Alternative dazu ist die Therapie mit Lithium, die allerdings sehr aufwändig ist, da der Lithiumspiegel regelmäßig kontrolliert werden muss.

Niemand entscheidet sich leichten Herzens für eine jahrelange, vielleicht sogar lebenslange Medikation. Vielleicht helfen zwei Tatsachen, diese Behandlungsform in einem anderen Licht zu sehen: Patienten mit Bluthochdruck oder Diabetes müssen auch ihr Leben lang Tabletten einnehmen: Da diese Krankheiten aber gesell-

[19] Nature Reviews Drug Discovery 10.1038/nrd1634 (2005)

schaftlich anerkannt und nicht so stark mit einem Tabu belegt sind wie Depressionen, erscheint die lebenslange Medikation viel weniger problematisch. Machen Sie sich außerdem stets bewusst, wie quälend und belastend die Symptome einer Depression sind. Seien Sie froh, dass Sie ihnen mit Hilfe von Antidepressiva Einhalt gebieten können. Immerhin haben Studien belegt, dass eine Langzeitmedikation das Rückfallrisiko um etwa 70 Prozent reduziert.[20]

Antidepressiva sollten regelmäßig und in verordneter Dosierung eingenommen werden. Wer sich besser fühlt, bespricht am besten mit seinem Arzt, wann und in welcher Form das Medikament reduziert werden kann.

Was sind Placebos?

Placebos sehen genauso aus wie das ursprüngliche Medikament, enthalten aber keinen Wirkstoff. Erstaunlicherweise wird in Studien immer wieder festgestellt, dass diese Scheinmedikamente wirklich helfen. Patienten berichteten nach der Einnahme sogar von Nebenwirkungen wie Kopfschmerzen oder Übelkeit. Unter der Einnahme lassen sich Veränderungen in den Hirnregionen mit bildgebenden Verfahren messen. Placebos ersetzen allerdings keinen Wirkstoff.

Das Wort „placebo" kommt aus dem Lateinischen und bedeutet wörtlich übersetzt „ich werde gefallen".

Placeboeffekt heißt: Patienten bekommen ein Medikament ohne Wirkstoff und fühlen sich besser. Experten beziffern den Placeboeffekt zwischen 20 und 50 Prozent: Manchmal geht es 20 Prozent der behandelten Personen besser, manchmal sogar 50 Prozent. Interessanterweise hat man festgestellt, dass sehr große oder sehr kleine Tabletten besser geeignet sind als mittelgroße, rote besser als weiße, um den Effekt hervorzurufen. Wie und warum die Scheinmedikamente bei manchen Patienten wirken, prüft die Placeboforschung – auch, um unter Umständen Arzneimittel einsparen zu können.

---

[20] Ulrich Hegerl/David Althaus/Holger Reiners: Das Rätsel Depression, München 2005, S. 131.

Wie kann eine Tablette helfen, die gar keinen Wirkstoff enthält? Man vermutet, dass verschiedene Faktoren eine Rolle spielen: allen voran der Glaube daran, dass das vermeintliche Medikament eine positive Wirkung zeigen wird. Wichtig sind auch die besondere Zuwendung, die der Patient erhält und das ihm vermittelte Gefühl, dass nun alles besser wird. Wieder einmal ist dabei die Beziehung zwischen Arzt und Patient von besonderer Bedeutung. Bei alledem sollte nicht vergessen werden, dass die Beschwerden manchmal auch einfach so verschwinden.

So läuft eine Studie mit Placebos ab

Um festzustellen, ob ein Wirkstoff tatsächlich hilft, werden verschiedene Studien mit Placebos durchgeführt, so genannte Placebo-kontrollierte Studien: Die Teilnehmer werden in zwei Gruppen aufgeteilt. Patienten beider Gruppen erhalten eine gleich aussehende Tablette – einmal mit, einmal ohne Wirkstoff. Natürlich werden die Testpersonen vorher informiert, dass der Zufall darüber entscheidet, ob sie ein wirkstofffreies oder wirkstoffhaltiges Präparat bekommen. Der weitere Ablauf ist für beide Gruppen absolut identisch. Erst nach Abschluss der Studie, wenn feststeht, bei welchen Testpersonen sich die Beschwerden gebessert haben, wird das Geheimnis gelüftet. Dann kann man feststellen, wie hoch der Placeboeffekt ist.

Die sicherste Methode zur Überprüfung eines Wirkstoffs ist die Doppelblindstudie: Da weiß dann nicht einmal der Arzt, wer ein Medikament oder ein Placebo bekommt. Für neue auf den Markt kommende Antidepressiva beispielsweise müssen mehrere streng kontrollierte Studien dieser Art vorliegen. Erst wenn sich die Wirksamkeit einer Behandlung mit dem neuen Medikament erwiesen hat, also die Depression bei einer ausreichenden Zahl von Testpersonen signifikant zurückgegangen ist, wird das Medikament auf dem Markt zugelassen.

Welche Erfahrungen gibt es mit alternativer Medizin?

Zunächst einmal ist alles empfehlenswert, was gut tut. Bei leichten und mittelschweren Depressionen kann auch das pflanzliche Antidepressivum Johanniskraut helfen – wenn es ausreichend dosiert ist. Das ist durch verschiedene Studien belegt (s. a. unten, Hilft Johanniskraut bei Depressionen?). Diese Nachweise fehlen aber beispielsweise für Bachblüten-, Aroma-, Farb- und Steintherapie, für Yoga, Ayurveda, Geistheilung und viele andere Behandlungsformen aus der so genannten alternativen Medizin (im Gegensatz zur Schulmedizin). Rauchpfeffer, besser bekannt unter dem Namen Kava-Kava, hat nachweislich zu schweren Leberschäden und anderen Störungen geführt, so dass das Bundesinstitut für Arzneimittel und Medizinprodukte (BfArM) im Jahr 2002 die Zulassungen für Kava-Kava-Präparate widerrufen hat.

Manchen Patienten hilft schon die Zuwendung des Arztes, der sich Zeit nimmt. Oder das einfühlsame Gespräch mit dem besten Freund. Auch der so genannte Placeboeffekt, der Glaube an die Wirksamkeit eines Präparats oder einer Methode, ist nicht zu unterschätzen (s. a. S. 97, Was sind Placebos?).

Bachblüten, Magnetfeld, Affirmationen nach Louise Hay, Reiki, Homöopathie, Geistheilung, Bruno-Gröning-Kreis, Horoskop – auch ich habe während meiner akuten Krisen viele alternative Behandlungsmöglichkeiten ausprobiert – jeweils ohne Erfolg. Und ich habe erfahren, wie schnell man auf dem großen Markt der Psychoszene auf unseriöse Geschäftemacher trifft, die aus der Not der Hilfesuchenden einen Gewinn zu ziehen versuchen.[21]

Hilft Johanniskraut bei Depressionen?

Johanniskraut ist ein Strauchgewächs, das um den 24. Juni (Johannisfest) blüht und als Extrakt, Pulver, Tee, Tinktur und als Beimischung erhältlich ist. Es wirkt ähnlich wie ein chemisches Antidepressivum: beruhigend, stressreduzierend, schlaffördernd.

---

[21] Andrea M. Hesse. Schatten auf der Seele. Wege aus Depression und Angst, Freiburg (Herder spektrum 5254), 3. Aufl. 2005.

Vor allem bei leichten Depressionen hat Johanniskraut sich bewährt. Aktuelle Forschungsarbeiten zeigen, dass das pflanzliche Antidepressivum sogar bei mittelschweren bis schweren Depressionen hilft.[22]

Allerdings muss Johanniskraut in hoher Dosierung eingenommen werden, damit es überhaupt wirkt. Die Stiftung Warentest empfiehlt täglich etwa 900 Milligramm, verteilt auf zwei Einnahmen, immer zur selben Tageszeit. Die Wirkung zeigt sich allerdings frühestens nach zwei Wochen. Bei den Präparaten gibt es große Qualitätsunterschiede; viele der über 40 frei verkäuflichen Mittel, die auf dem Markt sind, sind unterdosiert. Die Zeitschrift Ökotest kam zu folgendem Ergebnis: 17 von 18 frei verkäuflichen Produkten waren ungenügend, eins mangelhaft. In allen ist der wohl wichtigste Wirkstoff Hyperforin in geringerer Konzentration vorhanden als in apothekenpflichtigen Mitteln. Außerdem werden zahlreiche, mitunter auch gefährliche Wechselwirkungen mit anderen Medikamenten berichtet. Leider stehen sie längst nicht auf allen Beipackzetteln. So wirken beispielsweise folgende Arzneistoffe nur abgeschwächt, wenn sie zusammen mit Johanniskraut eingenommen werden: das Herzmittel Digoxin, das Asthmamittel Theophyllin, blutverdünnende Mittel wie Phenprocoumon oder Warfarin.

Versuchen Sie es mit einem guten Johanniskrautpräparat, das es rezeptfrei in der Apotheke gibt. Sprechen Sie aber unbedingt vorher mit Ihrem Arzt über die Dosierung und informieren Sie ihn wegen möglicher Wechselwirkungen über andere Medikamente, die Sie einnehmen.

Auch Frauen, die die Pille einnehmen, müssen aufpassen: Bei der Einnahme von Johanniskraut kann die Wirksamkeit der Verhütung verringert sein und es können Zwischenblutungen auftreten.

Da Johanniskraut die Lichtempfindlichkeit erhöht und man schneller einen Sonnenbrand bekommen kann, sollten hellhäutige Menschen während der Einnahme auf ausgedehnte Sonnenbäder im Freien und

22 BMJ online, 10.2.2005.

unter dem Solarium verzichten. Vorsicht ist auch geboten, wenn gleichzeitig Antidepressiva eingenommen werden. Das Bundesgesundheitsministerium plant, den Verkauf von Johanniskrautpräparaten nur noch in Apotheken zuzulassen.

Insgesamt zieht die Stiftung Warentest folgendes Fazit: „Zur Behandlung von Depressionen im Allgemeinen wird Johanniskraut als ‚mit Einschränkung geeignet' bewertet, weil noch nicht klar ist, welchen Stellenwert dieses Pflanzenmittel bei einer Dauertherapie einnimmt, die in der Regel notwendig ist."[23]

---

[23] Stiftung Warentest: Handbuch Medikamente. Vom Arzt verordnet – Für Sie bewertet. Alle wichtigen Präparate, Berlin 2004, S. 926f. vgl. auch *www.test.de*

Kapitel 6

Psychotherapie: Die meisten Betroffenen profitieren davon

Mit klar strukturierten Therapien lassen sich psychische Störungen in den Griff bekommen. Aber nichts ist schwieriger, als einen guten Therapeuten zu finden. Rund fünf Prozent der Betroffenen brechen die Behandlung ab, weil sie keine Erfolge sehen oder sich bei ihrem Therapeuten nicht gut aufgehoben fühlen. Der Psychomarkt boomt, viele klinisch unwirksame Methoden versprechen Heilung, verunsichern die Patienten und kosten außerdem viel Geld.

Was ist eigentlich eine Psychotherapie?

Wer im Duden-Wörterbuch unter dem Stichwort Psychotherapie nachschlägt, findet den Eintrag „Heilbehandlung für psychische Störungen“. Wörtlich übersetzt bedeutet Psychotherapie „Behandlung der Seele“ beziehungsweise von seelischen Problemen. Dabei dreht sich alles um das Denken, Fühlen, Erleben und Handeln des Patienten. Er steht mit seinen Problemen, Sorgen und Ängsten im Mittelpunkt und muss aktiv mitarbeiten. Schließlich geht es darum, Probleme und Schwierigkeiten in einem anderen Licht zu sehen und aus dem neuen Verständnis Konsequenzen zu ziehen. Therapeuten geben Hinweise und Hilfestellungen, haben aber keine Patentrezepte.

Es gibt mittlerweile sehr viele psychotherapeutische Verfahren und ebenso viele unterschiedliche Ansätze sowie Angebote, so dass es für den Laien äußerst schwer ist, sich auf dem Psychomarkt zurechtzufinden. Hinzu kommt, dass die Wirksamkeit einer Psychotherapie kaum messbar ist, denn alles, was im Rahmen der Behandlung stattfindet, läuft über das Gespräch zwischen Patient und Therapeut. Im Mittelpunkt steht die Geschichte des Betroffenen – manchmal bewegt man sich dabei im Hier und Jetzt, manchmal geht es um Rückblicke in die eigene Kindheit. Der Patient schaut sich seine Verhaltens-, Denk- und Erlebensweise an und soll in die Lage versetzt werden, krankmachende Prozesse aufzubrechen und zu verändern. Weitere Aspekte bei der Psychotherapie von Depressionen sind, dem Betroffenen Krankheit und Symptome zu erklären, Zusammenhänge aufzuzeigen, über den möglichen Therapieverlauf und die Prognose zu informieren, den Patienten aktiv zu unterstützen und ihm Hoffnung zu machen.

Neue Studien zeigen, dass eine Psychotherapie genauso erfolgreich sein kann wie Medikamente.

Forschungsergebnisse zeigen, dass die meisten Betroffenen von einer Psychotherapie profitieren. Immerhin geht es 80 Prozent nach Abschluss der Behandlung wesentlich besser als Patienten, die keine Psychotherapie gemacht haben. Mit bildgebenden Verfahren lässt sich nachweisen, dass neuronale Spuren im Gehirn allein durch psychotherapeutische Behandlung verändert werden.

Welche Therapieformen haben sich bei Depressionen bewährt?

Die kognitive Verhaltenstherapie (KVT) und die interpersonelle Psychotherapie (IPT) sind zwei Therapieformen, die speziell für die Behandlung von Depressionen entwickelt wurden. Für beide ist die Wirksamkeit gut belegt. Manche Therapeuten arbeiten mit tiefenpsychologischen Verfahren, zu denen auch die klassische Psychoanalyse nach Sigmund Freud zählt. Eine psychoanalytische Therapie dauert in der Regel sehr lange und ist bei Depressionen eher nicht zu empfehlen. In der Praxis kombinieren die Therapeuten heute häufig verschiedene Ansätze und richten sich mit ihrer Behandlung ganz nach den individuellen Bedürfnissen des Patienten und seinen Wünschen. Vor allem bei Kindern und Jugendlichen kann auch eine Familientherapie sinnvoll sein, an der möglichst alle Mitglieder einer Familie teilnehmen. Als so genannte Richtlinienverfahren werden von der Krankenkasse aber nur bestimmte Therapieformen bezahlt (s. a. S. 107, Therapie – Was zahlt die gesetzliche Krankenkasse?).

Psychiater, Psychologe, Psychotherapeut, Neurologe: Wer macht was und bei wem bin ich am besten aufgehoben?

Es lässt sich nicht pauschal beantworten, zu welchem Arzt Sie am besten gehen sollten. Denn neben der fachlichen Qualifikation des Arztes oder Therapeuten spielen auch andere Aspekte eine Rolle wie beispielsweise Wohnortnähe, Empfehlungen vom Hausarzt, von Freunden und Bekannten, Wartezeiten und das individuelle Arzt-Patienten-Verhältnis. Tatsache ist, dass Sie neben Ihrem Hausarzt mehrere andere Anlaufstellen haben. Das ist auch gut so. Letztlich entscheidet Ihr Gefühl – und der Behandlungsplan Ihres Psychiaters/Psychotherapeuten/Psychologen oder Neurologen.

Psychiater: Er hat Medizin studiert, anschließend eine Facharztausbildung für psychisch Kranke gemacht und auch in der Neurologie gearbeitet. Der Psychiater beschäftigt sich mit Gesundheitsstörungen, die Seele und Geist eines Menschen betreffen. Diese Erkrankungen können sowohl seelischen als auch körperlichen Ursprungs sein. Ein Psychiater kann Medikamente verschreiben und auch psychotherapeutisch behandeln.

Psychologe: Er hat ein Hochschulstudium und eine mindestens dreijährige psychotherapeutische Zusatzausbildung absolviert und führt die Bezeichnung „Psychologischer Therapeut". Für die Therapie von Kinder- und Jugendlichen dürfen auch Diplom-Pädagogen und Diplom-Sozialarbeiter mit Zusatzausbildung diese Bezeichnung verwenden. Ein Psychologe ist kein Arzt und kann daher keine Medikamente verordnen.

Psychotherapeut: Das ist in aller Regel ein Psychiater oder Psychologe, der sich auf Grund seiner Zusatzausbildungen für die Ausübung von Psychotherapie qualifiziert hat. In Einzelfällen bieten auch Pädagogen, Heilpraktiker oder andere Berufsgruppen Psychotherapie an. Die Berufsbezeichnung Psychotherapeut ist gesetzlich geschützt, und zwar seit Inkrafttreten des Psychotherapeutengesetzes am 1. 1. 1999. Nur Ärzte und Psychologen mit einer anerkannten Zusatzausbildung dürfen sich beispielsweise „Facharzt für Psychiatrie und Psychotherapie" nennen.

Neurologe: Auch er kann aufgrund seiner Ausbildung – Medizinstudium und Facharztausbildung – medikamentös und psychotherapeutisch behandeln. In sein Arbeitsfeld fallen auch neurologische Erkrankungen wie Multiple Sklerose und Epilepsie. Nervenarzt ist die – mittlerweile veraltete – Bezeichnung für einen Facharzt für Psychiatrie und Neurologie.

Letztlich entscheidet Ihr Gefühl – und der Behandlungsplan Ihres Psychiaters/Psychot herapeuten/ Psychologen oder Neurologen.

Wie finde ich einen Therapeuten?

Erste Anlaufstelle kann der Hausarzt sein, aber auch Ihre Krankenkasse. Die meisten größeren gesetzlichen Krankenkassen stellen ihren Versicherten Listen mit Therapeuten in Wohnortnähe zur Verfügung. Fragen Sie unbedingt in Ihrem Freundes- und Bekanntenkreis nach Erfahrungen mit Psychotherapeuten. Auch wenn die Informationen sehr subjektiv sind, können Sie diese als Entscheidungshilfe nutzen.

Wissenswertes ist auch über die mittlerweile zahlreichen Arztsuchmaschinen im Internet zu erfahren (z. B. *www.p-portal.de*, *www.arztpartner.de*, *www.medizinauskunft.de*). Dort genügt es meist, die Postleitzahl und die gewünschte Fachrichtung einzugeben, um die Adressen von Ärzten aus diesem Bereich zu erfahren.

Auch die „Gelben Seiten“ Ihres Telefonbuchs und *www.yellow-map.de* helfen weiter. Suchdienste im Netz sind zum Beispiel auch *www.arzt.de/Arztsuche/index.html* oder www.dgpt.de (Adressen von Psychoanalytikern), *www.bpm.de* (Therapeutenverzeichnis der Mitglieder des Berufsverbands der Fachärzte für Psychosomatische Medizin, (BPM), *www.psychotherapeuten-liste.de* (psychologische Psychotherapeuten, die Mitglieder des Deutschen Psychotherapeutenverbands, DPTV, sind).

Fragen Sie unbedingt in Ihrem Freundes- und Bekanntenkreis nach Erfahrungen mit Psychotherapeuten. Auch wenn die Informationen sehr subjektiv sind, können Sie diese als Entscheidungshilfe nutzen.

Achtung: Die Psychotherapeutenlisten im Internet sind meistens nicht vollständig, beziehen sich nur auf Mitglieder eines bestimmten Verbands oder verzeichnen sogar nur kostenpflichtige Einträge (z. B. bei *www.psychotherapeutensuche.de*).

Bei allen Kassenärztlichen Vereinigungen (KV) finden sich auf den Webseiten Suchdienste für Ärzte und Psychotherapeuten. Einige KVs haben auch Vermittlungen für Therapieplätze eingerichtet.

Ich bin Kassenpatient und soll eine Psychotherapie machen. Zu welchem Therapeuten kann ich gehen?

Die Therapie kann ein Nervenarzt bzw. Neurologe durchführen, ein Psychiater, ein Psychologe oder ein Psychotherapeut (s. a. S. 104, Psychiater, Psychologe, Psychotherapeut: Wer macht was und bei wem bin ich am besten aufgehoben?). Wichtig ist nur, dass er eine Kassenzulassung hat, damit Ihre Krankenkasse auch die Kosten für die Behandlung übernimmt. Der Therapeut rechnet dann direkt mit Ihrer Kasse ab. Er stellt den Antrag und erledigt alle Formalitäten. Leider sind die meisten kassenärztlich zugelassenen Psychotherapeuten auf längere Zeit ausgebucht. Adressen und weitere Informationen über entsprechende Anlaufstellen gibt es bei Ihrer Krankenkasse oder bei den kassenärztlichen Vereinigungen (s. a. S. 105, Wie finde ich einen Therapeuten?).

Die Wartezeiten sind so lang, dass Sie Wochen und Monate keine Aussicht auf eine Behandlung bei einem kassenzugelassenen Therapeuten haben? Dann können Sie eine Notwendigkeitsbescheinigung bei Ihrer Krankenkasse vorlegen. In dieser bescheinigt ein ärztlicher Therapeut, dass Sie dringend Hilfe brauchen, weil es Ihnen sehr schlecht geht, Sie Ihren Alltag nicht mehr aufrechterhalten können und Suizidgedanken haben. In solch einem Fall muss die Krankenkasse die Behandlung bei einem Therapeuten übernehmen, der keine Kassenzulassung hat. Diese Notwendigkeitsbescheinigung gilt auch, wenn in der Nähe Ihres Wohnorts kein Psychotherapeut mit entsprechender Zulassung ansässig ist. Am besten ist in diesen Fällen ein Gespräch mit dem Sachbearbeiter bei Ihrer Krankenkasse. Lassen Sie sich nicht abwimmeln, Sie haben ein Recht auf ärztliche Unterstützung und Hilfe.

Am besten gehen Sie so vor:

1. Rufen Sie Ihre **Krankenkasse** an. Sagen Sie dem für Sie zuständigen Sachbearbeiter, dass Sie eine Psychotherapie machen möchten und bitten Sie um eine **Liste der zugelassenen Therapeuten in der Nähe Ihres Wohnorts**. Oft werden Sie bereits am Telefon gefragt, für welches Verfahren Sie sich entschieden haben. Die Kasse zahlt für die kognitive Verhaltenstherapie, die interpersonelle Psychotherapie, für analytische Psychotherapie und die tiefenpsychologisch fundierte Psychotherapie.

2. Wenn Sie die Liste erhalten haben, beginnen Sie am besten umgehend mit der **Telefonaktion**. Rufen Sie in der Liste genannten Therapeuten an. Die wichtigsten Fragen: Hat er oder sie überhaupt einen **Termin frei**? Mit welchem Verfahren wird gearbeitet?

3. In der Regel zahlt die Kasse maximal **fünf Probesitzungen** (so genannte probatorische Sitzungen) bei dem Therapeuten Ihrer Wahl. Dann müssen Sie sich definitiv für eine Behandlung bei ihm entscheiden. Wenn die Chemie nicht stimmt oder Sie ein anderes Verfahren für geeigneter halten, können Sie einen weiteren Therapeuten aufsuchen.

Was zahlt die gesetzliche Krankenkasse?

In den meisten Fällen besteht die optimale Behandlung einer Depression aus zwei Bausteinen: Pharmakotherapie (also Antidepressiva) plus Psychotherapie. Die verschreibungspflichtigen Medikamente zahlt – bis auf die übliche Zuzahlung – die Krankenkasse. Bei der Psychotherapie muss der Patient, der bei einer gesetzlichen Krankenkasse versichert ist, darauf achten, dass sein Therapeut eine entsprechende Zulassung hat und mit der Kasse abrechnen kann. Eine Psychotherapie aus eigener Tasche zu bezahlen geht nämlich ganz schön ins Geld. Das Problem: Es gibt in jeder Region nur eine bestimmte Zahl zugelassener Therapeuten, und die haben in der Regel lange Wartelisten (s. a. S. 105, Wie finde ich einen Therapeuten?). Der Patient zahlt bei Vertragsärzten und -therapeuten die Praxisgebühr von zehn Euro, wenn er ohne Überweisungsschein kommt. Wer im gleichen Quartal schon die zehn

Euro bezahlt hat, kann sich eine entsprechende Überweisung ausstellen lassen, die Praxisgebühr ist dann nicht erneut fällig. Sollte der behandelnde Arzt gemeinsam mit dem Patienten einen Klinikaufenthalt beschließen, werden auch diese Kosten von der gesetzlichen Krankenkasse übernommen.

In Deutschland gibt es rund 17 000 Psychotherapeuten, die von der Krankenkasse anerkannt sind und mit ihr abrechnen dürfen. Daher ist es wichtig zu wissen, ob ein Therapeut bei der Kasse zugelassen ist. Das sollte bereits im Vorfeld geklärt werden, um unliebsame Überraschungen zu vermeiden und keine wertvolle Zeit zu vertun. Natürlich zahlt die Kasse in erster Linie für psychotherapeutische Verfahren, deren Wirksamkeit durch Studien belegt ist, die so genannten Richtlinienverfahren. Das sind: kognitive Verhaltenstherapie, interpersonelle Therapie, analytische Therapie und tiefenpsychologisch fundierte Psychotherapie.

Wenn es dem Patienten sehr schlecht geht, er nicht mobil ist und in seiner Nähe kein zugelassener Therapeut in absehbarer Zeit einen Platz frei hat, kommt die Einzelfallentscheidung bzw. Notwendigkeitsbescheinigung zum Tragen. Unter bestimmten Voraussetzungen kann die Kasse im Einzelfall entscheiden, auch die Kosten für einen Therapeuten ohne Kassenzulassung zu übernehmen. Es empfiehlt sich daher in jedem Fall, im Vorfeld mit der Kasse zu sprechen und Details der ambulanten Kostenübernahme zu klären.

Es empfiehlt sich in jedem Fall, im Vorfeld mit der Kasse zu sprechen und Details der ambulanten Kostenübernahme zu klären.

Für privat Versicherte gelten die individuellen Vertragsvereinbarungen mit der entsprechenden Krankenkasse.

Finanzgericht Münster: Aktenzeichen 3 K 2845/02
Psychotherapie ist steuerlich absetzbar …

… wenn es sich um eine gezielte, medizinisch indizierte Behandlung einer akuten Erkrankung handelt und die Krankenkasse die Übernahme der Kosten verweigert.

Im vorliegenden Fall ging es um eine Behandlung in einer Privatklinik und Kosten von 6000 Euro. Da die Behandlung des Klägers wegen einer akuten Erkrankung erfolgt und zudem unter fachärztlicher Leitung geschehen sei, müsse das Finanzamt sie als außergewöhnliche Belastung anerkennen, entschied das Gericht.

Ich weiß nicht, ob mein Therapeut der richtige ist. Worauf muss ich achten?

Psychotherapie ist ein geplanter Prozess, mit praktischen Übungen und Hausaufgaben. Schließlich geht es darum, dass Sie Ihr Verhalten verändern, negative Denkmuster auflösen und letztendlich Ihr Leben wieder erfolgreich allein bewältigen. Am Anfang der Therapie sollte der Therapeut einige Dinge mit Ihnen besprechen: Er sollte Sie beispielsweise über die Erkrankung informieren, Diagnose und Therapie erklären. Darüber hinaus sollte er in der neuen Stunde immer gleich wissen, was in der letzten vorgefallen ist und welche Aufgaben er Ihnen gegeben hat. Aber es gibt eben kein Qualitäts- oder Gütesiegel, an dem Sie erkennen können, ob ein Therapeut wirklich der richtige für Ihren individuellen Fall ist. Auch Ihre persönlichen Vorlieben spielen bei der Entscheidung eine Rolle. In erster Linie ist es allerdings wichtig, ob Sie das Gefühl haben, bei Ihrem Therapeuten gut aufgehoben zu sein.

Nach vier oder fünf Stunden sollten Sie feststellen können, dass sich bei Ihnen etwas zum Positiven verändert hat. Wenn allerdings auch nach rund 15 Sitzungen keine Veränderung zu bemerken ist, handelt es sich wohl eher um eine für Sie wenig hilfreiche Therapie. Dann ist ein Wechsel zu überlegen. Da bei vielen Fachleuten Wartelisten bestehen, ist das nicht immer einfach. Doch bedenken Sie: Eine Behandlung, die Sie nicht weiterbringt, ist frustrierend. Außerdem vertun Sie wertvolle (Lebens-)Zeit und das Geld der Krankenkasse. Die zahlt nämlich auch nicht endlos weiter.

Viele Behandlungen werden abgebrochen, weil sich der Patient beim Therapeuten nicht gut aufgehoben fühlt. Deshalb gewährt die Krankenkasse fünf bezahlte so genannte probatorische Sitzungen. Danach müssen Sie sich aber definitiv für den betreffenden Therapeuten entscheiden – oder einen anderen suchen. Nicht selten kommt es vor, dass der Therapeut gleich nach der ersten Therapiestunde der Meinung ist, für Sie nicht der optimale Gesprächspartner zu sein. In jedem Fall heißt die Devise: nicht aufgeben, sondern weitersuchen.

Drei Fragen, die Ihnen weiterhelfen:

- Fühlen Sie sich von Ihrem Therapeuten akzeptiert und ernst genommen?
- Können Sie alle Gedanken und Gefühle offen ansprechen?
- Hört Ihr Therapeut Ihnen zu und macht Ihnen Hoffnung?

Das Ja zu diesen Fragen ist eine wichtige Voraussetzung für eine erfolgreiche Beziehung zwischen Patient und Therapeut.

Was versteht man unter einer analytischen Therapie?

Diese Behandlungsform geht auf den bekannten Psychoanalytiker Sigmund Freud zurück. In der Psychoanalyse taucht man in die Tiefe seiner Gefühle und Erinnerungen ein und spürt auf diese Weise auch frühkindliche Verletzungen auf, macht Unbewusstes bewusst. Grundannahme: Psychische Störungen wurzeln häufig in unbewussten und verdrängten Konflikten der Kindheit.

Naturgemäß ist diese Therapieform sehr langwierig, sie dauert in der Regel mehrere hundert Stunden. In den Sitzungen liegt der Patient meist auf einer Couch und äußert frei seine Gedanken, Empfindungen und Erinnerungen. Der Analytiker hört in erster Linie zu. In den letzten Jahren ist die analytische Therapie mehr und mehr in die Kritik geraten, weil sie so lange dauert und entsprechend hohe Kosten verursacht. Außerdem ist es bisher nicht erwiesen, dass sie erfolgreicher ist als andere Therapieverfahren. Die analytische Psychotherapie gehört zu den Richtlinienverfahren, die Kosten werden bei Vorliegen eines entsprechenden Gutachtens von der gesetzlichen Krankenkasse übernommen.

Was lernt man bei einer kognitiven Verhaltenstherapie?

Neue Denkmuster erlernen und dadurch die Realität verändern – so könnte man die Zielsetzung der kognitiven Verhaltenstherapie zusammenfassen. Zum Konzept gehört auch, dass der Therapeut den Patienten genau darüber informiert, was eine Depression ist – damit dieser versteht, worum es bei der Therapie geht und welches die Ziele sind. Er gibt Hausaufgaben und jede der 20 bis 45 Sitzungen ist geplant und klar strukturiert. Dabei geht es nicht einfach um positives Denken, vielmehr lernt der Patient, seine negative Sicht der Dinge zu überdenken und zu ändern. Er soll seine so genannte Depressionsspirale – sich minderwertig fühlen, grübeln, sich weiter zurückziehen und wertlos fühlen – zurückdrehen.

Klaus Müller beispielsweise verkriecht sich zu Hause und grübelt, zieht sich immer mehr zurück. Er bekommt vom Therapeuten die Aufgabe, sich mit einem Freund oder Arbeitskollegen zu verabreden. Klaus Müller muss diese Hausaufgabe erledigen: Er wird aktiv, lebendig und hat wahrscheinlich ein paar unterhaltsame Stunden, die ihn aus seinem Schneckenhaus herausholen. Ein Erfolgserlebnis. Klaus Müller macht die Erfahrung: Es ist alles doch gar nicht so aussichtslos und dramatisch, wie er vielleicht gedacht hat. Dieses positive Erlebnis stärkt seine Selbstsicherheit und verändert auf Dauer seine Denkweise. Denn auch schlechte Erfahrungen lassen sich wieder verlernen. Aber man muss üben, damit im Gehirn neue Verbindungen aufgebaut werden können.

Auf diese Weise erschließen sich für den Betroffenen neue Lösungen für Probleme und Schwierigkeiten im Alltag. Das Verfahren wurde von dem Verhaltenstherapeuten Aaron Beck speziell für die Depressionsbehandlung entwickelt, die Wirksamkeit ist gut belegt. So haben unter anderem kanadische Wissenschaftler mit Hilfe bildgebender Verfahren festgestellt, dass sich der Hirnstoffwechsel durch eine kognitive Verhaltenstherapie ändert. Die krankhaft erhöhte Aktivität in bestimmten Hirnregionen, die für Planung und Handlung zuständig ist, hatte nach der Be-

> Der Patient lernt, seine Gewohnheiten zu verändern. Er entwickelt neue Verhaltensweisen und übt diese in seinem Alltag ein.

handlung abgenommen. Eine Studie an 240 depressiven Patienten über 16 Wochen hat belegt, dass sich der Zustand von medikamentös behandelten Depressiven zwar durchaus bessert, dass vergleichbare Erfolge aber auch mit einer kognitiven Verhaltenstherapie erreicht werden können.

Nach drei Monaten Gesprächstherapie geht es mir kein bisschen besser. Woran kann das liegen?

Prof. Dr. Isabella Heuser

Psychotherapeutische Behandlungsverfahren sind ebenso wie medikamentöse Therapien bei manchen Patienten wirksam, bei anderen wiederum nicht. Es ist davon auszugehen, dass nur etwa 60 Prozent der Patienten auf eine erste medikamentöse oder psychotherapeutische Behandlungsstrategie ansprechen. Insofern kann der Misserfolg durch ein so genanntes „primäres Therapieversagen" bedingt sein. Eine weitere Ähnlichkeit der medikamentösen und psychotherapeutischen Therapie besteht darin, dass die „Dosis" (= Stundenfrequenz pro Woche) und Dauer der Behandlung einen großen Einfluss auf deren Wirksamkeit hat. Für viele Psychotherapien gilt als Faustregel, dass etwa zehn bis zwanzig Stunden bereits zu einer subjektiven und auch anhand von Schweregradskalen objektivierbaren, deutlichen Besserung geführt haben sollten. In den ersten Wochen werden meist drei Sitzungen pro Woche abgehalten, die Frequenz nimmt dann nach vier bis sechs Wochen üblicherweise ab. Somit könnte man im vorliegenden Fall – vorausgesetzt, die wöchentliche Stundenzahl betrug im Durchschnitt drei – bereits eine Besserung erwartet haben. Grundsätzlich muss allerdings bedacht werden, dass viele große Studien gezeigt haben, dass die Kombination von Antidepressiva *und* Psychotherapie am schnellsten, zuverlässigsten und wirkungsvollsten hilft, so dass es heutzutage eigentlich Standard ist („good clinical practise"), immer beide Therapieoptionen zu kombinieren, auch bei eher leichteren Depressionen, besonders aber bei mittelschweren bis schweren.

Bei der Auswahl von psychotherapeutischen Strategien muss bedacht werden, dass die psychotherapeutischen Verfahren unterschiedlichen Richtungen angehören. Man unterscheidet vier große Gruppen: Verhaltenstherapie, kognitive Therapie, interpersonelle Therapie und tiefenpsychologisch fundierte Therapie. Am besten untersucht und zur Behandlung depressiver Störungen für wirksam befunden sind die kognitive Verhaltenstherapie und die interpersonelle Therapie. Die supportive Gesprächstherapie ist ein weiteres, allerdings unspezifisches und bei der Behandlung von Depressionen möglicherweise nicht ausreichend wirksames Verfahren. Darüber hinaus könnte im vorliegenden Fall die depressive Episode so ausgeprägt sein, dass zunächst medikamentös mit einem Antidepressivum behandelt werden müsste, damit eine Psychotherapie überhaupt ihre Wirkung entfalten kann. Daher ist es wichtig, dass Patienten sich auch ambulant nervenärztlich vorstellen, damit entschieden werden kann, ob zusätzlich zu einer psychotherapeutischen Behandlung auch eine medikamentöse Behandlung notwendig bzw. sinnvoll ist. Dies wird in aller Regel der Fall sein, zumal nicht wenige Menschen mit Depressionen auch unter einer alleinigen pharmakologischen Behandlung wieder gesund werden können.

Schließlich spielt die Vertrauensbasis zwischen Therapeut und Patient eine nicht zu unterschätzende Rolle, die möglicherweise sogar bedeutsamer ist als die „Schule“, nach der psychotherapeutisch behandelt wird. Auf der anderen Seite können auch so genannte „Patientenvariablen“ den Therapieerfolg mitbestimmen. In diesem Zusammenhang sind insbesondere Persönlichkeitsmerkmale, zusätzlich zu einer Depression vorliegende Suchterkrankungen oder andere psychiatrische Erkrankungen zu nennen.

In jedem Falle lohnt es sich, die Hoffnung auf eine Besserung nie zu verlieren, da Depressionen insgesamt als gut behandelbar gelten, wenn auch nicht selten mehrere Behandlungsversuche bis zu einem Ansprechen auf die Therapie notwendig werden können.

Prof. Dr. Isabella Heuser
Direktorin der Klinik für Psychiatrie und Psychotherapie der Charité
Campus Benjamin Franklin, Eschenallee 3, 14050 Berlin
http://psychiatrie.charite.de

Mein Freund macht eine interpersonelle Psychotherapie. Ich habe Angst um unsere Beziehung. Was passiert da?

Ihr Freund hat zunächst einmal großes Glück, dass er einen Therapeuten gefunden hat, der dieses Verfahren anbietet. Bei der interpersonellen Psychotherapie (IP) handelt es sich nämlich um eine relativ junge Therapieform, die speziell für die akute Behandlung bei Depressionen entwickelt wurde. Ihre Wirksamkeit bei Depressionen, für die ein zentrales zwischenmenschliches Problem der Auslöser ist, ist mittlerweile nachgewiesen. Ganz allgemein gesprochen: Im Mittelpunkt der Therapie steht die bessere Bewältigung des Alltags. Ihr Freund soll das Hier und Jetzt anschauen, das, was seine Krankheit ausgelöst hat und er soll lernen, Konflikte zu erkennen und selbstständig zu lösen.

> Eine Psychotherapie hat häufig Auswirkungen auf die Partnerschaft, da der Patient sich eingehend mit sich und seinem Leben auseinander setzt – oft wird Grundlegendes in Frage gestellt.

Die interpersonelle Psychotherapie ist zeitlich begrenzt und klar strukturiert: Zu Beginn wird der Patient umfassend über Krankheitsbild und Behandlungsmöglichkeiten aufgeklärt, mögliche Therapieziele werden gemeinsam festgelegt. Im Rahmen von zwölf bis 20 Sitzungen werden ein oder zwei der wichtigsten Problemgebiete im zwischenmenschlichen Bereich unter die Lupe genommen und bearbeitet. Dabei geht es auch um neue Verhaltensweisen im Umgang mit anderen Menschen, unter Umständen werden die Familie und Sie in die Therapie einbezogen.

Ist Ihre Angst um die Beziehung begründet? Das ist eine besonders schwierige Frage, die sich nicht pauschal mit Ja oder Nein beantworten lässt. Eine Depression trifft immer auch die Angehörigen und Freunde des Betroffenen, sie verändert das Leben, den Alltag, das Miteinander. Eine Psychotherapie hat häufig Auswirkungen auf die Partnerschaft, da der Patient sich eingehend mit sich und seinem Leben auseinander setzt – oft wird dabei Grundlegendes in Frage gestellt. Da geht es natürlich zum einen darum, wie Sie mit der Erkrankung umgehen können. Und erst im weiteren Verlauf wird sich zeigen, wie sehr sich Ihr Partner durch die Psychotherapie verändert und wie groß dann noch die Bereitschaft und Grundlage für Ihre gemeinsame Partnerschaft ist. Wenn Sie aber beide Ihre Beziehung weiterleben wollen und auch bereit sind, dafür zu kämpfen, werden Sie die Erfahrung machen können, dass diese Krise Sie beide stärker macht. Unter Umständen müssen Sie sich von bestimmten Verhaltensweisen im Umgang miteinander verabschieden oder neue Wege des Miteinanders ausprobieren. Sprechen Sie darüber mit Ihrem Freund und – wenn Sie es beide wünschen – auch mit dem Therapeuten.

Wie lange dauert eine psychotherapeutische Behandlung?

In der Akutphase einer Depression ist es sinnvoll, zwei- bis dreimal in der Woche zum Therapeuten zu gehen, damit der Leidensdruck so schnell wie möglich deutlich gemindert werden kann und Besserung in Sicht ist. Später reicht ein wöchentlicher Termin für die Psychotherapie. Wie lange die gesamte psychotherapeutische Behandlung dauert, lässt sich generell nicht vorhersagen und muss von Patient zu Patient entschieden werden. Bei einer leichten Depression genügt manchmal eine so genannte Kurzzeittherapie von ungefähr 30 Stunden. Im Einzelfall können aber auch 80 Stunden nötig sein, bis der Patient seinen Alltag wieder selbstständig aktiv gestalten kann. Ein anderes Kriterium für die Länge der Behandlung ist die Art der Psychotherapie (s. a. S. 103, Welche Therapieformen haben sich bei Depressionen bewährt?).

Kapitel 7

Andere Behandlungsformen

Mit der richtigen Diagnose sind Betroffene schon einen guten Schritt weiter. Das ist nicht selbstverständlich. Schließlich wird nur jede zweite behandlungsbedürftige Depression auch erkannt und entsprechend behandelt: Neben Medikamenten und Psychotherapie gibt es einige andere Möglichkeiten wie zum Beispiel Schlafentzug oder Elektrokrampftherapie. Manchmal hilft auch ausdauernde sportliche Betätigung oder der Besuch einer Selbsthilfegruppe.

Ich habe eine leichte Depression, möchte aber keine Medikamente nehmen. Welche anderen Möglichkeiten habe ich?

Bei leichten Depressionen lohnt sich auf jeden Fall ein Versuch mit Johanniskrautpräparaten. Dabei ist es sehr wichtig, auf die Dosierung zu achten: 900 Milligramm am Tag sollten in jedem Fall eingenommen werden, verteilt auf zwei Dosen, immer zur selben Zeit. Da die Produkte aus Drogerien und Supermärkten meist nicht genügend Wirkstoff enthalten, wird allgemein empfohlen, sich in der Apotheke oder beim Hausarzt beraten zu lassen (s. a. S. 99, Hilft Johanniskraut bei Depressionen?).

Auch eine psychotherapeutische Behandlung zeigt bei leichten Depressionen gute Erfolge, die belegt sind; das gilt vor allem für die kognitive Verhaltenstherapie (s. a. S. 111, Was lernt man bei einer kognitiven Verhaltenstherapie?), die eigens für die Behandlung von Depressionen entwickelt wurde. Unterstützend wirken auch sportliche Betätigung (s. a. S. 118, Immer wieder hört man, Sport sei gut bei Depressionen. Stimmt das?) und eine entsprechende Ernährung (s. a. S. 117, Es heißt, Bananen machen glücklich. Spielt Ernährung eine Rolle?). Betroffene berichten, dass ihnen Yoga, Meditation, Gespräche mit guten Freunden oder einem Arzt, autogenes

Training, Bachblüten und Ayurveda gut getan haben. Vielleicht können Sie auch den Auslöser Ihrer Depression festmachen – Überforderung im Job, Umzug, Stress mit dem Partner, Probleme mit dem Nachwuchs oder Ähnliches – und an diesem Punkt ansetzen.

Es heißt, Bananen machen glücklich. Spielt Ernährung eine Rolle?

Einen schlechten Tag hat jeder mal. Da helfen körperliche Aktivität, Wechselduschen und eine kohlenhydratreiche Ernährung, Körper und Seele wieder in Schwung zu bringen. Auch Entspannungsverfahren wie beispielsweise autogenes Training tun gut. Ernährung ist genauso wie Bewegung ein Baustein für eine gesunde Lebensführung. Auch wenn der Volksmund es so sagt: Es ist unwahrscheinlich, dass Lebensmittel wie Bananen, Nudeln oder Schokolade unmittelbar und unfehlbar glücklich machen. Aber: Bestimmte Nahrungsinhaltsstoffe wirken bei depressiven und stressanfälligen Personen stimmungsstabilisierend.[24] Denn eine kohlenhydratreiche und eiweißarme Kost vermindert depressive Gefühle, weil sie Einfluss auf das Ungleichgewicht chemischer Botenstoffe hat, das bei der Entstehung von Depressionen eine Rolle spielt (s. a. S. 40, Bei Depressionen ist immer wieder die Rede von Botenstoffen. Welche Bedeutung haben sie?).

Machen also Bananen glücklich? Die Ernährungswissenschaftlerin Alexandra Schek kommt in ihren Studien zu dem Ergebnis: Gestresste und depressiv veranlagte Menschen könnten von eiweißarmen Lebensmitteln in Form von Bananen oder auch Datteln und Feigen profitieren. Sie empfiehlt eine mediterrane Ernährung, auch bekannt unter dem Namen Kreta-Diät. Das heißt im Einzelnen: viel Getreideerzeugnisse wie Brot, Nudeln, Reis, Polenta, Bulgur und Kuskus, dazu Lebensmittel mit hohem Gehalt an Omega-3-Fettsäuren (Fisch, Olivenöl) und Kartoffeln, Gemüse, Salat, Obst. Außerdem Jogurt, Käse und Hülsenfrüchte sowie Nüsse, Kerne

---

[24] Alexandra Schek: Einfluss der Ernährung auf Depressivität und Stresstoleranz. Ernährungs-Umschau, 50 (2003) Heft 5, S. 164–170.

oder Samen. Fisch, Geflügel, Eier, Süßigkeiten und Rotwein (ca. ein Glas) mehrmals in der Woche. Wurstwaren und rotes Fleisch sollten nur in geringer Menge verzehrt werden. Auf keinen Fall sollten Depressionspatienten auf kohlenhydratarme Ernährung setzen wie Atkins-, Hollywood- oder Steinzeit-Diät. Auch die aus den USA zu uns geschwappte Low-Carb or No-Carb-Empfehlung (auf Deutsch: wenig oder keine Kohlenhydrate) ist nichts für stressanfällige oder depressive Menschen.

Es ist unwahrscheinlich, dass bestimmte Lebensmittel wie Bananen, Nudeln oder Schokolade glücklich machen.

Es ist einen Versuch wert: Wer unter leichten Depressionen leidet, den kann eine Ernährungsumstellung auf mediterrane Kost vielleicht unterstützen. Bei einer schweren Depression sollte man allerdings nicht darauf setzen. Diese Erkrankung muss konsequent ärztlich behandelt werden.

Immer wieder hört man, Sport sei gut bei Depressionen. Stimmt das?

Sport ist ein Baustein für eine gesunde Lebensführung, macht fit und ist gleichzeitig Medizin für die Seele. Denn sportliche Betätigung verursacht chemische Veränderungen im Körper, die dafür sorgen, dass wir uns besser fühlen. Im Gehirn werden so genannte Endorphine freigesetzt, die Glücksbotenstoffe. Eine amerikanische Studie[25] belegt: Ausdauertraining ist eine Alternative für die Behandlung leichter bis mittelschwerer Depressionen. Je höher die Belastung, desto stärker die Wirkung. Die Übungen nutzen allerdings nur, wenn sie anstrengend sind und der Patient auch richtig ins Schwitzen kommt. Andere Untersuchungen zeigen, dass intensives Laufen gegen Depressionen genauso gut wirkt wie ein Antidepressivum oder Gespräche. Den besten antidepressiven Effekt hat Ausdauertraining wie Wandern, Radfahren und Walken. Das Ganze ist allerdings nur sinnvoll, wenn es regelmäßig durchgeführt wird: Drei- bis fünfmal wöchentlich etwa 30 bis 60 Minuten

---

[25] Am J Prev Med 28 (2005) 1–8.

sind ideal. Setzen Sie sich dabei Ziele, die realistisch erreichbar sind. Überfordern Sie sich nicht. Bewegung in Maßen ist gesünder als Übertreibung.

Bei einer schweren Depression muss allerdings außerdem konsequent medizinisch behandelt werden. Hier liegen die Dinge anders: Die Betroffenen sind in der Regel froh, wenn sie den Tag irgendwie überstehen. Sportliche Betätigung ist angesichts dessen verständlicherweise überhaupt kein Thema. Wer langsam aus dem Tief rauskommt, fängt an mit Spaziergängen bei Tageslicht, leichten Arbeiten im Garten, Radfahren oder Schwimmen. Aber Achtung: Alles ganz behutsam und ohne Leistungsdruck, dafür aber täglich.

> Insgesamt gesehen ist Sport eine preisgünstige, effektive und nebenwirkungsarme Ergänzung der medizinischen Behandlung von Depressionen.

Entdecken Sie Bewegung als angenehmen Bestandteil Ihres täglichen Lebens. Auch wenn Sie vielleicht gar keine Lust dazu haben, werden Sie merken, dass Sie sich nach einem Spaziergang ein wenig besser fühlen. Insgesamt gesehen ist Sport also eine preisgünstige, effektive und nebenwirkungsarme Ergänzung der medizinischen Behandlung von Depressionen. Stellen Sie jedoch zuvor sicher, dass Sie körperlich gesund sind, sprechen Sie am besten vorher mit Ihrem Arzt. Das gilt insbesondere, je älter Sie sind (das fängt schon ab 30 an) und je mehr orthopädische oder Herz-Kreislauf-Risikofaktoren wie beispielsweise Rauchen, Übergewicht, Bluthochdruck oder Diabetes Sie haben.

Was ist eine Elektrokrampftherapie?

Der Name ist furchterregend, die Therapie jedoch für viele Betroffene, die unter schweren (oft wahnhaften) Depressionen leiden und bei denen Antidepressiva nicht geholfen haben, ein Lichtblick. Bei der Elektrokrampftherapie (EKT) wird das Gehirn bei leichter Vollnarkose einem Stromstoß von bis zu 120 Watt ausgesetzt, der den Stoffwechsel stimuliert. Dazu befestigt der Arzt zwei Elektroden an den Schläfen des Patienten. Man geht davon aus, dass durch den Stromstoß Botenstoffe freigesetzt werden, die die depressive Phase durchbrechen. Es werden aber noch andere Veränderungen im Gehirn beobachtet. Wie genau die Elektrokrampftherapie wirkt, ist noch nicht hinreichend erforscht, die bisherigen Erkenntnisse sprechen dafür, dass mehrere Wirkmechanismen eine Rolle spielen.

Die Behandlung dauert etwa eine Minute und ist dank der Narkose und moderner Medikamente schmerzfrei. Die Nebenwirkungen sind eher geringer als bei Antidepressiva. Betroffene berichten von Gedächtnisstörungen, die sich aber langsam zurückbilden. Neun bis zwölf Anwendungen werden innerhalb von drei Wochen durchgeführt, in den meisten psychiatrischen Universitätskliniken stationär oder mittlerweile sogar auch ambulant. Immerhin 70 bis 80 Prozent der Patienten verspüren danach eine deutliche Besserung. Die Elektrokrampftherapie wird von den Krankenkassen bezahlt. Ihr Nachteil: Die Wirkung hält nicht langfristig an. Daher muss sich eine medikamentöse Therapie anschließen, eventuell kombiniert mit einer Psychotherapie.

Bei folgenden Vorerkrankungen sollte auf eine EKT besser verzichtet werden:[26]

- Kürzlich erlittener Herzinfarkt
- Herzklappenschäden
- Schwere Herzrhythmusstörungen
- Koronare Herzerkrankungen
- Gravierender Bluthochdruck
- Fortgeschrittene Herzschwäche
- Zurückliegende Hirnblutung
- Thrombose
- Blutgerinnungsstörung
- Netzhautablösung

Hilft Schlafentzug?

Im ersten Moment klingt es fast unglaublich, dass depressive Patienten, die ohnehin schlecht schlafen und meist schon am frühen Morgen aufwachen, mit Schlafentzug behandelt werden sollen.

---

[26] Stiftung Warentest: Depressionen überwinden, Berlin 2003, S. 149.

Aber es stimmt. Diese Methode wirkt bei vielen Menschen mit Depressionen und kann dazu beitragen, depressive Episoden zu durchbrechen; meist bei Patienten, bei denen Medikamente nicht hundertprozentig anschlagen. So erlebt der Betroffene zumindest ein paar Stunden, in denen er sich mal wieder richtig gut fühlt. Man sollte sich aber nicht allzu viel von dieser Behandlungsform versprechen. Denn leider ist die Besserung nicht von Dauer, maximal ein bis zwei Tage hält sie an. Wie das Ganze genau wirkt, ist noch nicht im Einzelnen erforscht. Vermutlich werden nachts vermehrt Botenstoffe und Hormone ausgeschüttet, die sich positiv auf die Stimmung niederschlagen. Auch die vier verschiedenen Schlafstadien scheinen dabei eine Rolle zu spielen.

Man unterscheidet zwei Formen von Schlafentzug – auch Schlaf-Wach-Therapie genannt: Der totale Entzug bedeutet, dass der Patient die ganze Nacht und den nächsten Tag wach bleibt. Beim partiellen Entzug wird morgens um ein Uhr geweckt, für die restliche Nacht und den darauf folgenden Tag ist dann ebenfalls Wachbleiben angesagt. Schon ein kleines Nickerchen zwischendrin und die angestrebte Wirkung ist hinfällig. Da das Wachbleiben in der Gruppe leichter fällt, weil man sich beispielsweise mit Beschäftigung und Bewegung an frischer Luft von der Müdigkeit ablenken kann, empfehlen viele Ärzte einen Aufenthalt in einer Klinik. Ein weiterer Grund für den stationären Start: Auch diese Behandlungsform kann (!) unerwünschte Nebenwirkungen wie manische Zustände hervorrufen. Daher sollte sie unter ärztlicher Kontrolle erfolgen.

Bei Erfolg spricht nichts dagegen, die Therapie später auch zu Hause fortzusetzen. Denn: Schlafentzug ist einfach, gut verträglich, wirkt schnell und kann beliebig oft durchgeführt werden. Nicht vergessen: Ein kurzes Schläfchen macht alles zunichte. Also besser nicht hinlegen, sondern spazieren gehen, Gymnastik machen, einen Brief schreiben.

Schlafentzug wirkt bei vielen Menschen mit Depressionen und kann dazu beitragen, depressive Episoden zu durchbrechen; meist bei Patienten, bei denen Medikamente nicht hundertprozentig anschlagen.

Wie funktioniert eine Lichttherapie?

Licht steigert die Stimmung. Das weiß jeder aus eigener Erfahrung. Mittlerweile gibt es verschiedene Studien, die belegen, dass Menschen, die im Herbst und Winter unter Depressionen leiden (s. a. S. 24, Was ist eine Winterdepression?), besonders von zusätzlichem Licht profitieren. Die Lichttherapie findet vor einem entsprechenden Leuchtgerät statt, dessen künstliches Licht der Zusammensetzung des natürlichen Tageslichts entspricht, allerdings mit mindestens 2500 Lux (1 Lux hat die Lichtstärke einer Kerze). Etwa 65 Prozent aller Patienten ging es nach der Behandlung deutlich besser.

Wie funktioniert das? Wenn im Herbst die Tage kürzer werden und weniger Licht da ist, produziert der Körper mehr Melatonin, ein Hormon, das für den Schlafbedarf zuständig ist. In der Folge sind wir im Allgemeinen müde, wenn es dunkel wird. Ein erhöhter Melatoninspiegel kann aber beispielsweise auch zu Depressionen führen.

Bei der Lichttherapie setzt sich der Patient jeden Tag bis zu zwei Stunden, am besten vormittags, vor das Lichtgerät. Bei Geräten mit einer höheren Lux-Zahl als 2500 verkürzt sich die Zeit entsprechend. Nimmt das Auge mehr helles Licht wahr, wird Melatonin abgebaut und die Beschwerden bessern sich. Manche Betroffenen beginnen mit der Lichttherapie bereits im Spätsommer/Herbst, um möglichen Rückfällen vorzubeugen.

Bedenken wegen der Augen sind unnötig. Wenn der Arzt eine solche Therapie befürwortet, wird er entscheiden, ob ein Check beim Augenarzt sinnvoll ist. Wichtig zu wissen: Die Lichttherapie wirkt wirklich nur bei einer leichten saisonal bedingten Depression. Wenn sich die Symptome nach zwei bis drei Wochen Lichttherapie nicht bessern, sollte der Arzt noch einmal konsultiert werden. Bei schweren Winterdepressionen reichen nämlich auch Lichttherapie und Spaziergänge nicht aus; dann sind zusätzlich Medikamente nötig.

Die Speziallampen sind nicht billig, daher sollte diese Investition genau überlegt werden. Manche Ärzte bieten eine Lichtbehandlung in ihrer Praxis an. Es empfiehlt sich, auch bei der

Krankenkasse nachzufragen, ob diese sich eventuell an den Kosten für ein entsprechendes Gerät beteiligt. Ein Vergleich verschiedener Lichttherapiegeräte ist nachzulesen unter *www.warentest.de* (dazu bitte im Suche-Feld das Wort „Lichttherapiegeräte“ eingeben).

Was bringen Selbsthilfegruppen?

Dr. Dr. Herbert Mück

Es kann außergewöhnlich hilfreich sein, wenn sich Patienten mit vergleichbaren Gesundheitsproblemen zusammenschließen und sich gegenseitig in ihrem Genesungsprozess unterstützen. Denn insbesondere bei länger andauernden Erkrankungen ist es fast unvermeidbar, dass die Betroffenen über kurz oder lang zu „Experten“ ihres Leidens werden. Manchmal verfügen sie sogar über mehr Kompetenz als mancher „Profi“. Vor diesem Hintergrund ist es oft sinnvoll, sich einer Selbsthilfegruppe anzuschließen. Solche Gruppen sind meist in der Lage, sachkundig über das jeweilige Krankheitsbild zu informieren, Adressen von Experten zu benennen und solidarische Unterstützung zu bieten. „Neulinge“ erfahren von länger Erkrankten, welche besonderen Probleme sich auf Dauer ergeben und wie sich diese gegebenenfalls bewältigen lassen. Nicht zuletzt verliert man in Selbsthilfegruppen oft das quälende Gefühl, allein mit seinem Leid zu sein. Am Beispiel anderer kann man sich vergewissern, dass trotz Krankheit ein erfülltes Leben möglich ist. Schließlich können Selbsthilfegruppen auch die familiären und professionellen Helfer entlasten. Außerdem fällt es vielen Menschen leichter, sich von Gleichbetroffenen etwas sagen zu lassen. Mancher findet in einer Selbsthilfegruppe sogar neue Freunde.

Mittlerweile gibt es in Deutschland zu fast allen chronischen Erkrankungen Selbsthilfegruppen. Wer das Glück hat, in einer Großstadt zu leben, wird dort meist einen Ansprechpartner finden. Auch zu psychischen Leiden (wie Angst, Depression, Zwang, Essstörungen, Suchtleiden, Beziehungsstörungen, Mobbing) gibt es bereits bundesweit Selbsthilfegruppen (oft existieren auch „Angehörigengruppen“). Die Adressen passender Gruppen erfährt man entweder von der zuständigen Krankenkasse, den kassenärztlichen Vereinigungen (die manchmal für diese Fragestellung eigene Abteilungen eingerichtet haben) oder auch von speziellen lokalen Beratungsstellen (z.B. dem Deutschen Paritätischen Wohlfahrtsverband). Eine sehr gute Informationsquelle ist mittlerweile auch das Internet, wo es spezielle Foren für Selbsthilfegruppen gibt bzw. einige sogar Homepages eingerichtet haben. Überhaupt ist das Internet ein breites Forum für Selbsthilfemöglichkeiten. Wer Informationen oder Kontakte sucht, für den genügt es oft, bei einer Suchmaschine (etwa *www.google.de*) die passenden Stichworte einzugeben.

Ob depressive Menschen aus „Selbsthilfegruppen für Depressive“ überwiegend Nutzen ziehen, lässt sich nicht sicher vorhersagen. Denn zum „depressiven Muster“ gehören „Klagen“, „Rückzug“, „Antriebsmangel“, „Selbstvorwürfe“ und „anderen helfen, statt sich selbst zu helfen“. Wenn sich die Mehrheit der Teilnehmer einer Gruppe in einer solchen Weise verhält, kann dies Stimmung und Motivation möglicherweise sogar verschlechtern. „Lösungen“ werden dann nicht unbedingt gemeinsam erarbeitet. Depressive Menschen haben daher vielleicht mehr davon, wenn sie sich einer „gemischten Gruppe“ (= Teilnehmer mit unterschiedlichen seelischen Problemen) oder einer fachlich angeleiteten Gruppe anschließen.

Dr. Dr. Herbert Mück
Facharzt für Psychosomatische Medizin und Psychotherapie
Pattscheider Weg 29, 51061 Köln
Keine Beratung am Telefon, Fax 02 21–60 74 74
kontakt@dr-mueck.de
www.depressions-sprechstunde.de

Was muss ich beachten, wenn ich eine Selbsthilfegruppe gründen will?

In Selbsthilfegruppen kommen ganz unterschiedliche Menschen zusammen. Eine gute Gruppenstärke liegt bei zehn bis zwölf Mitgliedern, sechs sollten es mindestens sein. Die Teilnahme ist kostenlos, alle sind gleichberechtigt und oberstes Gebot ist: Was in der Gruppe besprochen wird, ist streng vertraulich. Man trifft sich regelmäßig, meist einmal pro Woche, manchmal aber auch nur ein- oder zweimal im Monat. In erster Linie geht es darum, mit anderen Betroffenen offen zu reden, sich über Therapiemöglichkeiten, aber auch über Probleme zu Hause und im Büro auszutauschen. Und um die sehr wichtige Erfahrung: Ich bin nicht allein. Das macht Hoffnung und Mut. Entscheidend: Selbsthilfegruppen können, wollen und dürfen keinen Arzt ersetzen. Sie sind allenfalls sinnvolle Ergänzung für die Patienten, die über die Krankheit mit anderen reden wollen.

Wer selbst eine Gruppe gründen will, findet Rat und Unterstützung bei NAKOS, Nationale Kontakt- und Informationsstelle zur Anregung und Unterstützung von Selbsthilfegruppen. Die umfangreiche Datenbank liefert jede Menge Material, damit Interessierte sich im Dschungel der 70 000 bis 100 000 Initiativen besser orientieren können. Material kann gegen Einsendung eines frankierten Rückumschlags (1,44 Euro) angefordert werden bei NAKOS, Wilmersdorfer Straße 39, D-10627 Berlin. Telefon 030-31 01 89 60, *selbsthilfe@nakos.de*, *www.nakos.de*. Adressen von Selbsthilfegruppen finden sich unter *www.netdoktor.de*

Erkundigen Sie sich nach finanzieller Unterstützung. Geld gibt es beispielsweise für Räume, Aufwendungen fürs Büro wie Einrichtung, mobiles Telefon, Anrufbeantworter, Fax und laufende Kosten – Miete, Kopierkosten, Briefpapier, Porto. Auch Plakate und Faltblätter für die Öffentlichkeitsarbeit, Einladungen und Rundbriefe werden unter bestimmten Voraussetzungen bezuschusst. Praxisnahe Tipps sind nachzulesen im Handbuch „Fördern und Fordern. Ein Leitfaden für Krankenkassen und Selbsthilfegruppen", zu bestellen beim BKK-Bundesverband per Fax 02 01 – 1 79 10 14 oder über E-Mail *praevention@bkk-bv.de*

Wann ist der Aufenthalt in einer Klinik empfehlenswert?

Dr. H. Pfeiffer

Die weit überwiegende Mehrzahl der depressiv Erkrankten in Deutschland wird ambulant vom Hausarzt oder Psychiater behandelt. Wenn man davon ausgeht, dass im Jahr mindestens fünf Prozent der Bevölkerung an Depressionen erkranken, können, auch wenn nur ein Bruchteil davon behandelt wird, diese Patienten sicher nicht alle stationär aufgenommen werden. Es wäre auch nicht hilfreich und sinnvoll, wenn der Patient arbeitsfähig ist und aus seinem Alltag herausgerissen würde.

Im Wesentlichen sind es zwei Gesichtspunkte, die eine stationäre Behandlung nahe legen. Das eine sind Gefahrenzustände wie z. B. Selbstmordgedanken, bei denen der Patient nicht versprechen kann, zwischen den Behandlungsterminen für sich zu garantieren, also keinen Suizidversuch zu unternehmen. Das zweite ist Hilflosigkeit bei starker Antriebslosigkeit bis hin zur Unfähigkeit, sich zu ernähren, sich zu pflegen und überhaupt Alltagstätigkeiten zu verrichten. Beides sind hinreichende Gründe, einen Patienten stationär aufzunehmen.

Wenn die Krankheit sehr schwer verläuft und auch Behandlungsversuche mit komplizierteren Medikamenten unternommen werden müssen, empfiehlt es sich ebenfalls, dies in der Klinik zu tun. So kann der Patient engmaschig überwacht werden, der Arzt bemerkt sofort das Auftreten von Nebenwirkungen und kann entsprechend reagieren. Daneben bietet eine Klinik die Möglichkeit eines strukturierten Tagesablaufs – etwas, das depressiven Patienten erfahrungsgemäß sehr schwer fällt. Zu Beginn der Behandlung stehen mehr therapeutisch orientierte kreative Therapien, später auch Arbeitstherapie, Computertraining, Haushaltstraining und Ähnliches auf dem Programm – alles mit dem Ziel, die lebenspraktischen Fähigkeiten wieder in Gang zu bringen. Sehr oft ist es auch notwendig, bei Patienten, bei denen Wohnungsverlust droht, die überhaupt keine Einkünfte mehr haben und völlig vereinsamt sind, in intensiver Zusammenarbeit mit einem Sozialpädagogen all diese sozialen Bereiche wieder zumindest provisorisch herzustellen, um die Rückkehr in ein normales Leben vorzubereiten.

Wichtiger Aspekt des Umgangs mit der Krankheit ist die so genannte Psychoedukation: Der Betroffene wird über die Depression aufgeklärt und lernt, mit ihr umzugehen. Das kann im stationären Bereich mit intensiven Gruppen- und Einzelgesprächen erreicht werden. Für die vielfach resignierenden, hoffnungslosen Patienten ist es natürlich sehr tröstlich und hilfreich, wenn sie tagtäglich einen Ansprechpartner haben, darüber hinaus viele therapeutische Einzel- und Gruppengespräche, wenn sie sich mit Gleichgesinnten z. B. auf einer Depressionsstation unterhalten und gegenseitig stützen können. Insgesamt ist vor allem angesichts der Ausstattung mit Spezialstationen für depressiv Kranke ein psychiatrischer stationärer Aufenthalt sehr hilfreich, wenn nicht Gründe wie Arbeit, Versorgung des Haushalts oder Kinder dagegen sprechen.

Dr. H. Pfeiffer
Psychiater
Horizonte e. V. – c/o Bezirkskrankenhaus Haar
Vockestraße 72, 85540 Haar
Tel. 089–45 62-0, Fax 089–45 62-29 60
hotline@verein-horizonte.de

Ich habe Angst vor der Klinik. Was passiert da? Wie lange muss ich bleiben?

Dr. Berthold Müller

Eine Klinikbehandlung ist bei fast allen Menschen mit Ängsten verbunden. Man fühlt sich herausgerissen aus der familiären Geborgenheit, muss sein Zimmer mit fremden Menschen teilen. Wird man möglicherweise mit Medikamenten vollgestopft, die einen willenlos und abhängig machen? Betroffene sorgen sich auch, ob ihre Familien ohne sie zurechtkommen und sich durch den Klinikaufenthalt nicht entfremden oder ob sie nun in der Nachbarschaft und im Bekanntenkreis als verrückt gelten. Manche befürchten, ihren freien Willen zu verlieren und nie mehr entlassen zu werden.

Solche Ängste sind verständlich, lassen sich aber im Laufe der Behandlung fast immer zerstreuen. Jede Klinikbehandlung, auch eine psychiatrische, beabsichtigt eine rasche Besserung und Veränderung eines akuten schweren Krankheitszustands. Eine Behandlung setzt die Einwilligung des Betroffenen voraus. Ein Klinikaufenthalt gegen den erklärten Willen eines Patienten ist nur möglich, wenn eine akute Selbstgefährdung, zum Beispiel Selbsttötungsabsicht, besteht und der Betroffene nicht mehr in der Lage ist, die Fürsorge für sich selbst zu übernehmen. In einem solchen Fall bedarf es einer rechtlichen Verfügung durch einen Amtsrichter, der zum Schutz des Betroffenen eine zeitlich eng begrenzte stationäre Behandlung nach vorherigem persönlichem Kontakt anordnen kann. Dies ist aber, wie erwähnt, nur selten notwendig.

Eine Klinikbehandlung, sei es auf einer psychiatrischen Allgemeinstation oder auf einer Depressionsstation, beginnt immer mit einer gründlichen körperlichen und seelischen Untersuchung. Dazu gehört ein umfassendes Aufnahmegespräch mit dem Betroffenen, gegebenenfalls mit Unterstützung der Angehörigen. Die Fachleute möchten sich ein Bild machen über die aktuellen Beschwerden, ihre möglichen mitbedingenden Ursachen und auch über die bisherige Krankheits(vor)geschichte. Beim Erstgespräch können Patienten und Angehörige schon erste Informationen über die Art der Erkrankung und ihre Behandlungsmöglichkeiten erhalten. Es schließen sich dann verschiedene Untersuchungen an. Dazu gehören beispielsweise die körperliche und neurologische Untersuchung einschließlich EKG und Elektroenzephalogramm (EEG, die Messung der Gehirnströme), Laboruntersuchungen und verschiedene psychiatrische Tests. Falls weitere Untersuchungen notwendig sind (z. B. eine Computertomographie des Kopfes), werden diese nach vorheriger Aufklärung des Patienten mit dessen Zustimmung durchgeführt. Die sicher anstrengenden, aber nicht gefährlichen Untersuchungsmethoden sollen eine gute Basis für die anschließende Therapie bilden.

Heutzutage steht den Kliniken eine breite Palette an therapeutischen Möglichkeiten zur Verfügung. In regelmäßigen Einzelgesprächen und auch Gruppentherapien können die Patienten ihre ganz persönlichen Probleme ansprechen und gemeinsam mit ihrem Therapeuten erste Schritte zur Problemlösung wagen. In so genannten psychoedukativen Gruppen erfahren sie etwas über die Krankheit Depression und ihre Behandlung und können persönliche Strategien erarbeiten, wie sie besser mit der Krankheit umgehen können. Ziel einer Behandlung ist somit neben der Besserung der Depression auch die Hilfe zur Selbsthilfe. Bewährt hat sich nach unseren Erfahrungen besonders die Arbeit in Gruppen, weil Patienten viel voneinander lernen und sich auch gegenseitig unterstützen können. Neben dem Sprechen über die eigenen Schwierigkeiten und Stärken gibt es eine Reihe kreativer Therapieverfahren: Gestaltungs-, Bewegungs- oder Musiktherapie – um einige Beispiele zu nennen – können aus der depressiven Sprach- und Gefühllosigkeit herausführen. Ein ausgewogener Tagesrhythmus mit Zeiten von Aktivität und Ruhe kann wieder dazu verhelfen, die eigene Mitte zu finden und am Leben aktiv teilzunehmen.

Betroffene fürchten oft die Entfremdung von ihren Angehörigen und Freunden. Der Kontakt ist wichtig, aber auch die notwendige Ruhe und der Schutz vor Überforderung sind zu bedenken. Eine Belastungserprobung, zum Beispiel durch Beurlaubung an den Wochenenden nach Hause, soll die Kontaktbrücke erhalten und auch eine dosierte Belastung ermöglichen. Mit Unterstützung der Klinik können auch Gespräche mit dem Partner, der Familie oder dem Arbeitgeber geführt werden. Die Klinik ist trotz der besonderen Situation kein außerirdischer Lebensraum, sondern ein gutes Erfahrungsfeld für Gespräche, gemeinsame Freizeitaktivitäten und erste Schritte zur Problembewältigung.

Die Entlassung aus der Klinik wird rechtzeitig vorbereitet, um die nahtlose ambulante Weiterbehandlung zu gewährleisten. Manchmal wird die Freude über die bevorstehende Klinikentlassung getrübt von der Sorge, ob die eingetretene Besserung auch lange anhalten wird und kein Rückfall befürchtet werden muss. Ein ausführliches Gespräch über die Lebensführung des Patienten, die weitere Einnahme von Medikamenten und eine wohl vorbereitete Wiedereingliederung in das Berufsleben bestimmen die letzte Phase der stationären Therapie. Von wenigen Ausnahmen abgesehen dauert eine Klinikbehandlung zwischen vier und acht Wochen. Manche Kliniken bieten auch ein ambulantes Vorgespräch an, um wichtige Fragen zu klären und die Angst vor dem Schritt in die Klinik zu verringern.

Dr. Berthold Müller
Facharzt für Psychiatrie, Psychotherapie
und Psychotherapeutische Medizin, Naturheilverfahren

Chefarzt Abteilung für Spezielle Psychotherapie und Psychosomatik, Münsterklinik Zwiefalten
Hauptstr. 9, 88529 Zwiefalten, Württ.
Tel. 0 73 73-10-0, Fax 0 73 73-10-34 09
www.zfp-web.de

Wo gibt es Adressen von stationären Einrichtungen, die speziell Depressionen behandeln?

Dr. Berthold Müller

Mittlerweile gibt es immer mehr Kliniken bei uns, die so genannte Depressionsstationen eingerichtet haben, um den besonderen Bedürfnissen der Betroffenen gerecht werden zu können. Mehr als 60 haben sich aktuell im Arbeitskreis Depressionsstationen zusammengeschlossen, einer Interessengemeinschaft von Krankenhausmitarbeitern verschiedenster Fachrichtungen, die sich regelmäßig zum Informationsaustausch treffen, sich gegenseitig unterstützen und gemeinsam Projekte auf den Weg bringen.

Interessanterweise haben die Kliniken keine einheitlichen Behandlungskonzepte. Zu den festen Bausteinen gehören in der Regel die Behandlung mit Antidepressiva und verschiedene Psychotherapieverfahren. Zusätzlich gibt es psychoedukative Gruppen, in denen die Patienten zum Beispiel mehr über die Krankheit Depression erfahren und einen persönlichen Krisenplan für eventuelle Rückfälle erarbeiten. Die meisten Kliniken bieten auch andere spezifische Programme aus den Bereichen Gestaltung, Musik, Bewegung und Alltagsbewältigung. Die Naturheilkunde und andere biologische Methoden wie die Licht- und die Wachtherapie werden ebenfalls manchmal ergänzend hinzugezogen.

Dr. Berthold Müller
Geschäftsführender Sprecher des Arbeitskreises Depressionsstationen
Münsterklinik
Hauptstraße 9, 88529 Zwiefalten
berthold.mueller@zfp-zwiefalten.de
Tel. 0 73 73-10 32 45 oder 10-0 (Zentrale)

Ich soll wegen meiner Depressionen in stationäre Behandlung. Mein Sohn ist aber erst 17 Monate alt. Kann ich ihn mitnehmen?

Dr. Simone Schenk

Erfreulicherweise gibt es zunehmend psychiatrische Kliniken in Deutschland, in denen eine gemeinsame Aufnahme von Mutter und Kind möglich ist. Die Marcé-Gesellschaft fördert unter anderem die Weiterentwicklung ambulanter und stationärer Behandlungskonzepte für Frauen, die nach der Geburt unter psychischen Erkrankungen leiden. Zusammen mit der Selbsthilfeorganisation „Schatten und Licht“ (*www.schatten-und-licht.de*) hat sie eine Liste mit Kliniken ins Internet gestellt, die über Mutter-Kind-Plätze (*www.marce-gesellschaft.de*) verfügen. Die meisten Stationen mit diesem Angebot bieten eine kindgerechte Ausstattung mit eigenem Zimmer inkl. Dusche für Mutter und Kind, Kinderbett, Wickeltisch, Babyphon. Idealerweise gibt es zusätzlich noch ein Spielzimmer und einen Garten für die Kinder und einen gemeinsamen Aufenthaltsraum für die Mütter. Da die Kinder bei einer psychiatrischen Behandlung der Mütter auf Station Gaststatus haben, muss die Grundausstattung für das Baby wie Windeln, Kleidung, Nahrung etc. selbst mitgebracht werden.

Neben dieser räumlichen Ausstattung finden sich in psychiatrischen Kliniken zunehmend spezialisierte Mutter-Kind-Behandlungsprogramme, so zum Beispiel auf Station 43 im Psychiatrischen Zentrum Nordbaden (Wiesloch) (*www.mutter-kind-behandlung.de*). Dr. Christiane Hornstein, die Leiterin des Mutter-Kind-Projekts, hat dort mit einem Team von Pflegekräften, Erzieherinnen, Sozialpädagoginnen, Psychologinnen und Ärztinnen eine Behandlungseinheit aufgebaut, die aus fünf Bausteinen (Modulen) besteht und in besonderer Weise der gemeinsamen Behandlung von Mutter und Kind gerecht wird.

In Einzelgesprächen wird die Mutter psychotherapeutisch behandelt, sie erhält Informationen zu ihrer Erkrankung und es werden gemeinsam Möglichkeiten erarbeitet, was sie gegen ihre Depression tun kann. Auch die Zeit nach der Entlassung aus der stationären Behandlung wird hier vorbereitet. Nach Bedarf bekommt die Patientin eine gezielt abgestimmte antidepressive Medikation nach den aktuellsten Forschungserkenntnissen zum Einsatz von Antidepressiva bei ggf. auch stillenden Patientinnen mit postpartalen Erkrankungen (Modul 1). Darüber hinaus treffen sich die Mütter in einer verhaltenstherapeutischen Müttergruppe. Im geschützten Rahmen der zweimal wöchentlich stattfindenden Gruppe werden neben aktuellen individuellen Schwierigkeiten der Mütter auch allgemeine Themen zur Erkrankung und Mutterschaft (Rollenbilder, Stressfaktoren und deren Bewältigung, Wahrnehmung positiver Gefühle, Krisenplan) sowie Wissenswertes zur kindlichen Entwicklung (Signale des Kindes erkennen, Bedeutung der beschreibenden Sprache und des Echo-Gebens, Beruhigungstechniken, Gestaltung von Interaktionen mit dem Kind) mit der Therapeutin erarbeitet. (Modul 2) Die Patientinnen können auch an psychotherapeutischen Einzelgesprächen teilnehmen, bei denen ein zuvor aufgezeichnetes Video von ihnen und ihrem Kind in einer alltäglichen Situation (Wickeln, Füttern, Spielen) gemeinsam mit der Therapeutin besprochen wird (Modul 3). Diese Methode hat sich sehr bewährt bei Schwierigkeiten in der Beziehung zwischen Mutter und Kind. So genannte „Engelskreise", d.h. positive Interaktionsabläufe zwischen Mutter und Kind, können der Mutter als Ressource rückgemeldet werden, aber auch negative Interaktionsabläufe („Teufelskreise") können Thema sein: In diesem Fall werden gemeinsam Lösungen erarbeitet. Die Erzieherinnen und das Pflegeteam unterstützen die Mutter im Alltag mit dem Kind und geben Hilfestellung beim Umgang mit dem Nachwuchs (Modul 4). Fragen zum Stillen oder Füttern, zur Säuglingspflege oder zum Tagesrhythmus eines Babys können hier gestellt werden. Die Erzieherinnen betreuen die Kinder während der Therapiezeiten, zeigen den Müttern die Babymassage und sind auch sonst zu festen Terminen als „Babysitter" da. Ein ebenfalls sehr wichtiger Baustein ist Modul 5: Paargespräche und Angehörigenseminare. Die Einbeziehung von Vätern und Angehörigen in die Behandlung der Mütter ist aller Erfahrung nach sehr wichtig. Hier findet eine Entlastung von Schuldgefühlen der Partner, Aufklärung über die Erkrankung der Mutter oder eine konkrete Konfliktbearbeitung zwischen der Patientin und ihren Angehörigen statt. Nicht selten besteht gerade in diesem Bereich durch die krankheitsbedingte Verunsicherung ein großes Informations- und Redebedürfnis bei allen Beteiligten.

Nicht jede psychiatrische Klinik verfügt über ein in dieser Weise spezialisiertes Behandlungsangebot für Mutter und Kind, aber manchmal kann es lebenswichtig sein, sich dennoch stationär behandeln zu lassen. Wissenschaftliche Untersuchungen haben gezeigt, dass es sich sehr ungünstig auf den Nachwuchs auswirkt, wenn die Mutter depressiv ist. So kann beispielsweise die Entwicklung einer intakten Beziehung zwischen Mutter und Kind durch die Krankheit gestört sein.

Auch wenn kein spezialisiertes Behandlungsprogramm für Mutter und Kind zur Verfügung steht, kann das Kind unter Umständen mitgenommen werden (Rooming-in). In diesen Fällen entscheiden die Ärzte vor Ort, ob die gemeinsame Aufnahme sinnvoll ist, damit Mutter und Kind nicht getrennt werden müssen. Vielleicht wird das Kind aber auch durch die Familie (Vater, Großeltern, Angehörige) so gut versorgt, dass es in seinem gewohnten Umfeld bleiben kann.

Dr. Simone Schenk
Diplom-Psychologin
Mutter-Kind-Projekt der Günter Reimman-Dubbers Stiftung
am Psychiatrischen Zentrum Nordbaden, Station 43
Heidelberger Straße 1a, 69168 Wiesloch
Simone.Schenk@PZN-Wiesloch.de

Wo finde ich Unterstützung im Internet?

Bei der Suchmaschine *www.google.de* kommen auf das Stichwort Depressionen 1 350 000 Ergebnisse – in Worten: eine Million und dreihundertfünfzigtausend. Diese hohe Trefferquote zeigt eindrucksvoll, dass das Internet zu diesem Themenbereich viele Informationen bereit hält. Das bietet Chancen, aber auch Risiken.

Die Chancen: Es gibt interessante und lohnenswerte Internetseiten für Betroffene und Angehörige. Wer zurückgezogen lebt und

Schwierigkeiten hat, sich nach außen zu öffnen, findet dort ein Forum, kann sich mitteilen und erfahren, dass er nicht allein ist. Alter, Aussehen und andere Äußerlichkeiten spielen im Netz erst einmal keine Rolle. Die Krankheit und der Umgang damit stehen im Vordergrund. Auch für umfangreiche Informationen zu Diagnose, Behandlungsmöglichkeiten, Ärzten und Kliniken ist das World Wide Web eine unerschöpfliche Quelle.

Wie verhalte ich mich im Chat? Wie komme ich mit anderen ins Gespräch? Soll ich mich in ein Gespräch einfach so einmischen oder mir das Ganze erst einmal ansehen? Wieso redet niemand mit mir? Antworten auf diese und andere Fragen rund ums Chatten gibt es unter *www.chatiquette.de*

Die Risiken: Nicht alle Angebote sind seriös, immer wieder werden falsche Heilversprechungen gemacht, häufig stehen – nicht auf den ersten Blick erkennbare – kommerzielle Interessen im Vordergrund. Wer sich in Chatrooms mit anderen Betroffenen über Depressionen austauscht, sollte die Regeln beachten, die generell für Chats gelten: immer unter einem Pseudonym teilnehmen, niemals die eigene Adresse oder Telefonnummer weitergeben. Und daran denken, dass man letztendlich nicht weiß, wer sich hinter den Buchstaben und Sätzen verbirgt. Denn ein Chat ist eben nicht das reale Leben.

Smilies

Um im Chat Gefühle auszudrücken, kann man auch so genannte Smilies benutzen, also Kombinationen aus Satzzeichen, die ein auf die Seite gestelltes Gesicht ergeben. Hier eine Auswahl:

:-)	lächeln	:'-)	vor Freude weinen
:)	lächeln	:'-(	weinen
:-(	traurig	:-))	sehr fröhlich, lachen
:(	traurig	:-((	sehr traurig
:-|	gleichgültig	:-/	schlecht drauf
;-)	zwinkern		

Weitere Links

Die folgenden Angaben sind nach bestem Gewissen zusammengestellt. Dennoch kann keine Garantie für die Richtigkeit und Aktualität übernommen werden. Täglich kommen neue Seiten und Inhalte dazu, andere werden gelöscht (weitere Adressen s. a. S. 76, Wo gibt es Hilfe für depressive Kinder, Jugendliche und deren Eltern?).

- *www.deutsche-depressionshilfe.de/?r=p*
- *www.buendnis-depression.de*
  Umfangreicher Internetauftritt des Kompetenznetz Depression, Suizidalität mit verlässlichen Informationen rund um die Krankheit Depression, von Fachleuten moderiertem Diskussionsforum, Selbsttest, zahlreichen Links und Adressen.

- *www.verein-horizonte.de*
  Horizonte e. V. ist ein Verein für Betroffene mit depressiven Störungen. Die Internetsite bietet unter anderem Chatroom, Gästebuch, Hotline.

- *www.psychiatrie-aktuell.de*
  Informationen zu Erkrankungen und Therapie. Arztsuche nach Postleitzahlgebieten plus eine Rubrik „Rat und Hilfe für Angehörige und Patienten".

- *www.psyonline.at*
  Mit Therapeutensuche, Veranstaltungshinweisen und Online-Beratung.

- *www.chatseelsorge.de*
  Online-Seelsorge und -Beratung von ehrenamtlichen Professionellen der evangelischen Kirche. Mit Mailseelsorge, Themenchats und Links zu weiteren Beratungsangeboten.

- *www.telefonseelsorge.de*
  Beratung und Seelsorge per Mail und Chat. Anonym, vertraulich, kompetent, sicher und datenschutzfreundlich. Ein Chattermin kann online vereinbart werden.

- *www.das-beratungsnetz.de*
  Plattform mit verschiedenen Beratungsthemen, darunter auch psychische Erkrankungen. Einzelchat, Themenchat, moderierte Gruppenchats, Mailberatung und eine Helpline jeden Donnerstag von 15.00 bis 16.30 Uhr.

Manche Surfer schätzen vor allem die Anonymität des Mediums, andere wiederum nützen das Internet vorrangig als erste Informationsquelle und suchen anschließend das Gespräch mit dem Fachmann.

- *www.kummernetz.de*
- *www.kummernetz.at*
- *www.kummernetz.ch*
  Rat, Ermutigung und Trost in schwierigen Lebenslagen. Unter diesem Motto bietet *kummernetz* Beratung und Selbsthilfe via E-Mail und Chat. Für Kinder, Jugendliche und Erwachsene.

- *www.depression.at*
  Umfangreiche Informationen rund um das Thema Depression. Mit Arzt- und Therapeutensuche, Quiz, Test.

Kapitel 8

Körperliche Begleiterscheinungen

Eine Krankheit der Seele kann körperliche Leiden mit auslösen oder verschlimmern. Studien zeigen: Wer nach einem Herzinfarkt oder bei anderen körperlichen Gebrechen zusätzlich depressiv wird, stirbt nachweislich früher. Auch bei Typ-2-Diabetes gibt es Verbindungen zu Depressionen. Andere Betroffene leiden unter Kopf- oder Rückenschmerzen, hervorgerufen durch wenig Bewegung, Muskelverspannungen und Schlaflosigkeit.

Mir tut einfach alles weh. Kann das ein Zeichen für eine Depression sein?

Bei einer Depression ist es nicht ungewöhnlich, dass der ganze Körper weh tut. Leider wird Schmerz als Zeichen für eine Depression allgemein unterschätzt. Dabei treten körperliche Beschwerden und Depressionen häufig zusammen auf. Nicht selten sind die körperlichen Symptome die einzigen Zeichen einer Depression. Das macht es Ärzten oft so schwer, die richtige Diagnose zu stellen; nur jeder dritte Arzt kommt in dieser Ausgangssituation der Depression auf die Spur. In einer Studie[27] gaben fast 70 Prozent der befragten Patienten an, dass ihre Depression mit körperlichen Beschwerden einhergeht.

Nach einem Herzinfarkt habe ich jetzt eine Depression. Wie hängt das zusammen?

Dr. Karl C. Mayer

Besondere Zusammenhänge bestehen zwischen Depressionen und Herzinfarkt bzw. einer Verengung der Herzkranzgefäße. In einer großen Studie wurden Patienten mit depressiven Symptomen nach

[27] Arthritis & Rheumatism 52 (2005) 1577–1584.

zehn Jahren nachuntersucht. Im Vergleich zu nicht depressiven Personen bestand ein 1,7-fach höheres Risiko für eine Verkalkung der Herzkranzgefäße. Auch dann, wenn es bereits zum Herzinfarkt gekommen ist, verschlechtern Depressionen die Aussichten, wieder zu gesunden, erheblich. 14 bis 47 Prozent aller Patienten, die mit einer Angina pectoris ins Krankenhaus kommen, haben depressive Symptome.

Patienten mit depressiven Symptomen in der Folge eines Herzinfarkts haben nach verschiedenen Studien ein zwei- bis vierfach erhöhtes Risiko, im folgenden Jahr einen erneuten Herzinfarkt zu erleiden oder daran zu sterben. Je schwerer die Depression, desto ungünstiger die Prognose nach einem Herzinfarkt. Die enge Beziehung zwischen Herz und Seele ist also auch durch moderne naturwissenschaftliche Studien belegt. Kummer kann einem Menschen tatsächlich das Herz brechen.

Bei der Behandlung einer Depression mit gleichzeitig vorliegender Herzkrankheit sind Besonderheiten zu beachten. Herzkranke Menschen können durch die Nebenwirkungen der älteren Antidepressiva (Trizyklika wie Amitriptylin, Imipramin oder Doxepin) besonders gefährdet werden. Für einige der neueren Antidepressiva (bestimmte Serotonin-Wiederaufnahmehemmer wie Citalopram oder Sertalin) gibt es Studien, die beweisen, dass sie bei Herzkranken gut verträglich sind. Ob diese Medikamente tatsächlich auch die Verschlechterung der Herzerkrankung aufhalten, ist noch nicht ausreichend untersucht. In besonderem Maße müssen deshalb bei herzkranken Patienten auch die nichtmedikamentösen Behandlungsmöglichkeiten der Depression wie Psychotherapie oder Sport genutzt werden.

Dr. Karl C. Mayer
Neurologe und Psychiater
Bergheimer Straße 56
69115 Heidelberg
www.neuro24.de

Warum erkranken Depressive häufiger an Typ-2-Diabetes?

Dipl.-Psych. Elvira Schmidt

Es klingt zunächst merkwürdig: Ein Mensch, der an einer Depression leidet, erkrankt häufiger an Typ-2-Diabetes als ein psychisch Gesunder. Was hat die Stoffwechselerkrankung überhaupt mit einer psychischen Störung gemeinsam? Und ist es nicht eher umgekehrt vorstellbar: Ein Diabetiker, der die Behandlung seiner Stoffwechselerkrankung als starke Belastung erlebt oder bereits von Folgeerkrankungen betroffen ist, könnte darüber irgendwann depressiv werden?

Vieles deutet darauf hin, dass beides stimmt. Manchmal begünstigt der Diabetes das Entstehen einer Depression. In vielen Fällen geht aber die psychische Krankheit dem Diabetes voraus. Eine erhöhtes Risiko für das Entwickeln einer Folgedepression haben vor allem diejenigen unter den Diabetikern, die bereits ausgeprägte Gefäßschäden (z. B. eine Herz-, Nerven- oder Nierenschädigung) aufweisen oder mit schweren Unterzuckerungen zu kämpfen haben. Die depressive Stimmung zeigt sich dann oft als allgemeine Lustlosigkeit und Erschöpfung. Alles ist zuviel, Antrieb und Freude auf den bevorstehenden Tag fehlen und der Betroffene zieht sich mehr und mehr von anderen Menschen zurück. Die niedergedrückte Stimmung macht es im weiteren immer schwerer, die Kraft aufzubringen, die ein gutes Diabetesmanagement erfordert. Je stärker die Depression, desto mehr schwinden die nötige Energie, Ausdauer und Behandlungsdisziplin. Die Folgen liegen auf der Hand: Die Diabetesbehandlung gerät aus den Fugen und die Depression kann sich verstärken.

Wie lässt sich aber nun die umgekehrte Variante erklären? Denn tatsächlich konnte in verschiedenen Studien nachgewiesen werden, dass Depressive im Vergleich zu nicht depressiven Menschen ein mindestens doppelt so hohes Risiko haben, an Typ-2-Diabetes zu erkranken. Eine eindeutige Erklärung lässt sich nach heutigem Kenntnisstand noch nicht geben. Es wird jedoch vermutet, dass eine depressionsbedingt veränderte Hormonausschüttung einen Typ-2-Diabetes anstoßen kann. Vereinfacht ausgedrückt heißt das:

Bei einem depressiven Menschen findet sich oft ein hoher Spiegel an Stresshormonen – wie beispielsweise Cortisol – im Blut. Das Cortisol wiederum bewirkt ein Ansteigen des Blutzuckers. Hat der Betroffene die Veranlagung für einen Typ-2-Diabetes geerbt, kann der hohe Blutzuckerspiegel gemeinsam mit einer oft gleichzeitig vorliegenden Insulinresistenz die Stoffwechselkrankheit zum Ausbruch bringen. Auch weiß man, dass eine chronisch niedergedrückte Stimmungslage einem gesunden Lebensstil im Wege steht. Somit fehlt es Depressiven oft an Sport bzw. Bewegung und ausgewogener Ernährung. Kommt es dann zu einem Anstieg des Körpergewichts über das Normalmaß hinaus, erhöht dies ebenfalls das Diabetesrisiko.

Die körperliche wie die seelische Erkrankung stellen meist für sich genommen schon eine große Belastung für die Betroffenen dar. Wenn Diabetes und Depression gemeinsam auftreten, können beide Erkrankungen sich wechselseitig so beeinflussen, dass es zu einer Zunahme depressiver Beschwerden ebenso wie diabetesspezifischer Komplikationen kommen kann. Auch und gerade bei Vorliegen eines Diabetes ist es daher von großer Wichtigkeit, eine Depression frühzeitig zu erkennen und zu behandeln. Damit verbunden ist nämlich oftmals eine deutliche Verbesserung der diabetischen Stoffwechsellage. Leider wird die Ernsthaftigkeit von Depressionen ärztlicherseits oft unterschätzt und diese somit gar nicht oder erst spät diagnostiziert. Oder der Diabetes wird für die depressive Stimmung verantwortlich gemacht. Egal, welche Erkrankung zuerst da war: Eine Behandlung der Depression ist notwendig für das Erreichen einer gewissen Lebensqualität und schafft erst die Voraussetzung, die oft lebenslangen Anforderungen der Diabetestherapie bewältigen zu können.

Dipl.-Psych. Elvira Schmidt
Leiterin des Weiterbildungsganges Psychodiabetologie der Landespsychotherapeutenkammer Rheinland-Pfalz
Klinik Niederrhein
Hochstr. 13-19, 53474 Bad Neuenahr
Tel. 0 26 41-7 51-24 03
elvira.schmidt@klinik-niederrhein.de

Mein Mann hat eine beginnende Alzheimer-Erkrankung und ist oft niedergeschlagen. Kann eine Depression dahinterstecken?

Dr. Claus Briesenick

Die Untersuchung der Frage, ob eine Alzheimer-Erkrankung vorliegt, benötigt fast zwingend die Anwesenheit eines nahen Angehörigen. Nur so können wir diese Diagnose wahrscheinlicher oder unwahrscheinlicher machen. Zunächst: Die Alzheimer-Erkrankung ist eine häufige Erkrankung bei älteren Menschen. Bei den unter 80-Jährigen sind schon etwa zehn Prozent, bei den 85- bis 89-Jährigen bereits über 20 Prozent betroffen, mit höherem Alter ist die Tendenz steigend. Wie Sie mir sagten, ist Ihr Mann 67 Jahre alt und hat sich in seiner Persönlichkeit verändert. Er zieht sich seit seiner Pensionierung vor drei Jahren von gesellschaftlichen Kontakten zurück, obwohl er doch so viel für seinen Lebensabend vorhatte. Er ist nur noch schwer zu motivieren, geht kaum aus dem Haus und findet es dort am schönsten. Er spricht weniger als früher und zeigt auch allgemein viel weniger Interesse an den Menschen und Dingen in seiner Umgebung. Die Anteilnahme für seine Enkelkinder hat nachgelassen. Oft sitzt er stundenlang hinter seiner Zeitung, ohne dass man das Gefühl hat, dass ihn der Inhalt wirklich interessiert. Auch – und das beunruhigt Sie besonders – pflegt er sich weniger als früher, steht später auf. Abends beim Fernsehen geht er oft einfach ins Bett, obwohl der Film noch läuft. Er ist nicht mehr der, den Sie kennen.

Insgesamt scheint Ihr Mann depressiv zu sein, ohne Antrieb und Auftrieb. Ihre Frage ist nun, ob eine (echte) Depression dahintersteckt. Ich glaube es nicht, denn bei einer Depression gab es oft schon früher im Leben ähnliche Beschwerden; der Patient neigt nicht dazu – wie Ihr Mann – das Ganze herunterzuspielen, sondern ist wirklich betroffen, schildert detailliert seine Probleme und findet sich trotz seiner dabei auch häufig auftretenden Gedächtnisstörungen erstaunlich gut zurecht – im Gegensatz zu einem Menschen, der an einer beginnenden Demenz erkrankt ist. Dieser hat langsam zunehmende Störungen des Gedächtnisses, zunächst des Kurzzeitgedächtnisses und der Orientierung, anfangs oft nur der räumlichen Orientierung. Ein Mensch mit einer Erkrankung, die zur Demenz führt, hat aber eben nicht nur Störungen im Denken und der Erinnerung, sondern oft auch im Gefühlsleben. Wir können annehmen, dass er gerade im Anfang seiner Erkrankung mit herabgesetzter Stimmung und mit Angst reagiert und dem Wunsch, dass andere seine Schwierigkeiten nicht bemerken.

Zusammengefasst lässt sich also sagen: Oft kann es im Anfang – manchmal auch im Vorfeld – einer Alzheimer-Erkrankung zu Depressionen kommen. Es wird sogar diskutiert, dass Depression einen Risikofaktor für Alzheimer darstellt. Auf alle Fälle sollten Depressionen mit oder ohne Alzheimer nach allen Regeln der Kunst behandelt und nicht schicksalsergeben hingenommen werden. Insofern ist die Depression ein behandelbarer Risikofaktor. Die Bagatellisierung einer Depression ist ein häufiger und schwer wiegender Fehler, der leider in ähnlichem Umfang auch bei einem anderen wichtigen Risikofaktor für Demenz festzustellen ist: dem Bluthochdruck.

Dr. Claus Briesenick
Neurologe und Psychiater
Neue Poststr. 13, 85598 Baldham bei München
Tel. 081 06-30 88 66, Fax 081 06-30 32 84
E-Mail: praxis@neuro-baldham.de
www.briesenick.de

Gibt es einen Zusammenhang zwischen Rückenschmerzen und Depressionen?

Die Depression ist eine Erkrankung, die den ganzen Körper umfasst. 80 bis 90 Prozent der Patienten mit Rückenschmerzen haben leichte Depressionen. Meist lässt sich allerdings nicht herausfinden, welche Störung zuerst da war, die körperliche oder die seelische. Auf jeden Fall müssen aber auch physiologische Ursachen abgeklärt werden.

Oft kommt es durch die depressive Stimmung zu Muskelverspannungen. Familiärer oder beruflicher Stress beispielsweise bewirkt körperliche Anspannung, hält dieser Zustand länger an, wird daraus Verspannung. Grund für die Rückenbeschwerden sind dann in den meisten Fällen verhärtete Muskeln und nicht Schäden an der Wirbelsäule. Und da bei einer Depressionen auch die Schmerzempfindlichkeit erhöht ist, kommt es schnell zu einem Teufelskreis.

Ich kenne die Verbindung Rückenschmerzen und Depressionen aus eigener Erfahrung. Immer wieder hatte ich während meiner akuten Krise Blockaden im Rücken, die von einem Moment zum anderen auftraten und mir jede Bewegung unmöglich machten. Auch heute bin ich noch nicht frei davon. Dann muss ich innehalten und nachforschen, was bei mir nicht richtig gelaufen ist. Mittlerweile kann ich mir mit ABC-Pflaster, einem warmen Bad und manchmal auch Schmerztabletten selbst helfen. Im Notfall lasse ich mir auch zur Lockerung der Muskulatur eine Spritze geben. Seit ich allerdings regelmäßig Sport treibe, sind die Hexenschüsse und andere Rückenbeschwerden deutlich weniger geworden.

> Familiärer oder beruflicher Stress bewirkt körperliche Anspannung. Hält dieser Zustand länger an, wird daraus Verspannung.

Kapitel 9

Familie und Freunde

In schweren Zeiten sind Familie und Freunde besonders wichtig. Wer Depressionen hat, sieht die Welt in düsteren Farben, ist hoffnungslos und ohne Perspektive. Die Angehörigen sind oft rat- und hilflos, können nicht nachvollziehen, was mit dem Betroffenen los ist. Gerade der braucht aber dringend Verständnis, Zuneigung und Hoffnung. Er muss spüren, dass die anderen ihn und seine Erkrankung ernst nehmen. Denn die Suizidgefahr darf nicht unterschätzt werden.

Ich glaube, dass mein Mann depressiv ist. Er will aber nicht zum Arzt. Was kann ich tun?

Prof. Dr. Klaus Wahle

Bei einer Depression handelt es sich immer noch um eine tabuisierte, mit Scham besetzte und stigmatisierte Erkrankung. Viele Patienten sehen in psychischen und psychiatrischen Erkrankungsbildern etwas völlig anderes als in körperlich begründbaren Störungen. Für sie ist eine psychische Krankheit ein Makel, den es zu verschweigen und zu verbergen gilt. Psychisch krank sein bedeutet immer noch, nicht richtig zu funktionieren, ja nicht richtig zu „ticken“. Wenn Ihr Mann also den notwendigen Gang zum Arzt verweigert, dann ist ihm einerseits durchaus bewusst, dass sich etwas in seinem Leben verändert hat, dass er nicht mehr der Alte ist, sich seine Gemütsverfassung verschlechtert hat. Andererseits interpretiert er dies aber auch als eine psychische Störung.

An dieser Stelle gilt es, generell festzuhalten, dass etwas, was oft wie eine Depression aussieht, keine Depression sein muss. Es ist nämlich eine wichtige Aufgabe des Arztes, die vom Patienten vorgetragenen Symptome weiter zu diagnostizieren. Nicht selten sind es körperliche Ursachen, die diese Störungen hervorrufen. Neben Schilddrüsenerkrankungen können solche Störungen auch im Zusammenhang mit anderen chronischen Erkrankungen auftreten. Nicht selten sind sie auch Nebenwirkung bestimmter Medikamente. Es ist am Arzt, dies zu erkennen.

Erst wenn eine körperliche Ursache für die Störungen ausgeschlossen ist, kann eine Depression vermutet werden. Doch auch hier wissen wir, dass es vielfältige Ursachen für die Entstehung der Erkrankung gibt. Neben einer „familiären Veranlagung" sind dies z. B. die individuelle Reaktionsbereitschaft oder bestimmte auslösende Faktoren.

All diesen unterschiedlichen Ursachen ist jedoch letztlich eines gemeinsam: Die Botenstoffe im Gehirn – die zuständig sind für die Signalübertragung und damit für unsere Stimmungen und Gefühle – sind, vereinfacht ausgedrückt, vermindert. Dies wiederum macht deutlich, dass letztlich so etwas wie eine „Stoffwechselstörung des Gehirns" vorliegt, und die lässt sich mit modernen Methoden gut und erfolgreich behandeln.

Weisen Sie also Ihren Mann im Gespräch darauf hin, dass zunächst einmal eine mögliche körperliche Erkrankung durch den Arzt ausgeschlossen werden sollte. Des Weiteren kann der Hinweis auf die Stoffwechselerkrankung des Gehirns sehr hilfreich sein, um Ihren Mann von der Fixierung auf das „Psychische" zu befreien. Gerade das Bild der Stoffwechselerkrankung macht gut deutlich, warum eine medikamentöse Therapie bei der Behandlung zumindest mittlerer und schwerer Depressionen absolut sinnvoll ist, vergleichbar etwa der Behandlung einer Gicht oder erhöhter Cholesterinwerte.

Befreien Sie Ihren Mann in gemeinsamen Gesprächen von der Vorstellung, psychisch krank zu sein; das ist längst noch nicht klar. Reden Sie lieber über einzelne Symptome, die durch den Arzt abgeklärt werden müssen und erfolgreich behandelt werden können. Vielleicht ist dies eine Möglichkeit, Ihren Mann zu einem Arztbesuch (zunächst beim Hausarzt, nicht gleich beim Psychiater) zu bewegen.

Prof. Dr. Klaus Wahle
Facharzt für Allgemeinmedizin, Hausarzt
Am Pastorenbusch 2, 48161 Münster
Tel. 025 33-93 21-0, Fax 025 33-93 21-22

Meine Schwester, die bei mir lebt, hat Depressionen. Ich habe keine Kraft mehr. Wie verhalte ich mich richtig?

Eine Depression betrifft auch immer die Angehörigen und Freunde des erkrankten Menschen. Denn der Betroffene verändert sich durch die Krankheit und ist oft nicht wiederzuerkennen. Aber die Menschen in seinem Umfeld müssen auch ihre eigenen Grenzen akzeptieren und eventuell an eine Auszeit denken. Es hat keinen Zweck, wenn Sie sich aufopfern und dann im schlimmsten Fall selbst krank werden. Zum Glück gibt es Unterstützung, wenn Angehörige sich der Last allein nicht mehr gewachsen fühlen. Welche der verschiedenen Möglichkeiten die beste ist, können nur Sie allein entscheiden.

Gespräch mit dem Arzt: Ihre Erschöpfung sollten Sie keinesfalls auf die leichte Schulter nehmen. Sprechen Sie mit Ihrem Arzt darüber. Er hat meist auch praktische Erfahrung und kennt die sozialen Einrichtungen in der Umgebung.

Unterstützung von der Krankenkasse: Beraten Sie sich mit Ihrer Krankenkasse. Oft ist für eine begrenzte Zeit eine Haushaltshilfe möglich, die Sie im Alltag unterstützt und Ihnen Freiraum verschafft.

Stationäre Unterbringung: Je nach Schwere der Erkrankung kann man einen Klinikaufenthalt für Ihre Schwester in Erwägung ziehen. Dort wird sie in unterschiedlichen Therapieformen von Fachleuten betreut und behandelt – vielleicht ein guter Schritt auf dem Weg zur Besserung. Sie können während dieser Zeit (in der Regel drei Monate) Kräfte sammeln, etwas für sich tun oder auch einen Tapetenwechsel ins Auge fassen – je nachdem, wonach Sie sich sehnen, was Sie am dringendsten brauchen.

Selbsthilfegruppe finden: Regional gibt es Selbsthilfegruppen für Angehörige von Betroffenen. Fragen Sie bei Ihrer Krankenkasse, Ihrer Gemeinde oder inserieren Sie in der Tageszeitung.

Freunde und Verwandte einspannen: Wenn die eben genannten Möglichkeiten nicht in Betracht kommen, können Sie vielleicht mit anderen Verwandten, Freunden oder Nachbarn einen Wochenplan aufstellen, wer Sie wann und wie lange entlastet und sich um Ihre Schwester kümmert. Manchmal helfen schon solche kleinen Auszeiten und das Gefühl, mit der Verantwortung nicht ganz allein zu sein. Nicht selten sind Außenstehende froh, wenn sie wissen, wie sie Ihnen und Ihrer Schwester helfen können. Sprechen Sie das Thema also ruhig offen an.

Meine Freundin redet immer davon, dass sie sich das Leben nehmen will. Muss ich das ernst nehmen?

Carsten Kolada

Wenn jemand, insbesondere wiederholt, davon redet, sich das Leben zu nehmen, ist dies auf jeden Fall ernst zu nehmen. Es handelt sich um ein Alarmzeichen für eine tiefe seelische Krise, die ohne professionelle Hilfe nicht lösbar ist. Viele Betroffene entwickeln in einer seelischen Notlage einen „Tunnelblick“ und sehen die Selbsttötung als Ausweg und Erlösung vom unerträglichen Leidensdruck. Äußerungen von Suizidgedanken sind aber fast immer ein mehr oder weniger verdeckter Hilfeschrei. Auf jeden Fall sollte man die betroffene Person ermuntern, therapeutische oder fachärztliche Hilfe in Anspruch zu nehmen. Hilfreich kann es auch sein, der suizidgefährdeten Person klar zu machen, dass seelisches Leid in der Bevölkerung weit verbreitet ist (42,6 Prozent aller Deutschen machen einmal im Leben eine behandlungsbedürftige seelische Krise durch, also fast jeder Zweite).

Seelische Probleme sind also weit verbreitet. Auch kann es hilfreich sein, einen Vergleich mit körperlichen Krankheiten anzustellen wie beispielsweise: „Wenn du dir ein Bein brichst, gehst du doch auch zum Arzt. Oder lässt du den Bruch ungeschient verheilen?“ Viele Betroffene haben Angst, als „seelisch krank“ stigmatisiert zu werden und holen sich keine oder zu spät Hilfe. Auch bei seelischen Problemen gilt: Je früher Hilfe in Anspruch genommen wird, desto besser! Sie können Ihrer Freundin auch anbieten, sie zum Therapeuten zu begleiten. Für den weiteren Krankheitsverlauf und das Vertrauensverhältnis gegenüber Psychiatern oder Psychotherapeuten ist der erste Kontakt wesentlich. Läuft er schief, haben manche Betroffene oft den subjektiven Eindruck, nicht ernst genommen worden zu sein oder dass ihnen „doch keiner helfen kann oder will".

Wichtig ist in jedem Fall, die leidende Person auch durch persönliche Begleitung dabei zu unterstützen, professionelle Hilfe in Anspruch zu nehmen.

Carsten Kolada
Bundesverband der Angehörigen psychisch Kranker
Am Michaelshof 4b, 53177 Bonn
Sprechstunden der Geschäftsstelle:
Montag bis Freitag 9.00 bis 13.00 Uhr
Tel. 02 28 71 00 24 05, Fax 02 28-65 80 63
www.bapk.de

Wo gibt es erste Hilfe in Notsituationen?

Rund um die Uhr (und gebührenfrei) können Sie die **Telefonseelsorge** erreichen unter Tel. 0 800-111 0 111 oder 0 800-111 0 222.

Allein schon das Reden tut erst einmal gut und verschafft durch das Feedback am anderen Ende der Leitung auch meist Klarheit über die Situation. Das erleichtert das weitere Vorgehen. Ist es sinnvoll, direkt in eine Klinik zu fahren? Oder sollte man besser den Notarzt anrufen, damit er dem Patienten etwas zur Beruhigung gibt? Vor allem in den Nachtstunden und an Sonn- und Feiertagen geben die eigens geschulten Gesprächspartner dem Anrufer das Gefühl, nicht ganz allein mit dem Problem zu sein.

Unterstützung gibt es auch über den **ärztlichen Notdienst** und die **Ambulanzen der Krankenhäuser**. Im örtlichen Telefonbuch oder bei der Auskunft erfahren Sie Adressen, die an Werktagen weiterhelfen können.

Weitere Hilfe und Beratung:

- **Evangelische und katholische Kirche**
- **Verband der freien Wohlfahrtspflege** (Arbeiterwohlfahrt, Arbeiter-Samariter-Bund, Deutscher Caritasverband, Deutscher Paritätischer Wohlfahrtsverband, Deutsches Rotes Kreuz, Diakonisches Werk der Evangelischen Kirche)
- **Krankenkassen**
- **Familienberatungsstellen**

Suizidgefahr: Was sollte man wissen?

Depression ist eine lebensbedrohliche Krankheit: Viele Betroffene werden von Suizidgedanken gequält und nehmen sich das Leben, weil sie keinen anderen Ausweg aus der inneren Qual sehen. Verzweiflung, Hilflosigkeit und Ausweglosigkeit bestimmen das Denken und Fühlen. Oft drängen sich Selbstmordgedanken geradezu auf. Fast alle Patienten mit schweren Depressionen kennen dies nur zu gut.

Aber: Gedanken an Selbsttötung sind ein Symptom der Krankheit Depression. Ist die depressive Episode abgeklungen, sind auch die furchtbaren Gedanken vorbei. Es gibt also ein „Danach“, es muss und wird nicht immer so bleiben. Das sollten Angehörige und Freunde wissen. Außenstehende können die innere Verzweiflung des Betroffenen oft nicht nachvollziehen –Äußerungen zum Suizid sollten sie jedenfalls sehr ernst nehmen. (s. a. S. 147, Meine Freundin redet immer davon, dass sie sich das Leben nehmen will. Muss ich das ernst nehmen?). Hilfe gibt es zum Beispiel bei folgenden Beratungsstellen.

- **Deutsche Gesellschaft für Suizidprävention**
  (Dachorganisation von Krisendiensten)
  Geschäftsstelle: Nikolsburger Platz 6, 10717 Berlin
  www.suizidprophylaxe.de

Unter „Hilfsangebote“ finden Sie eine Liste von Beratungsstellen und Krisendiensten, nach PLZ geordnet.

- **Kompetenznetz Depression, Suizidalität**
  Psychiatrische Klinik Uni München
  Nussbaumstr. 7, 80336 München
  Tel. 0 89-51 60 55 40
  www.deutsche-depressionshilfe.de/?r=p

  (s. a. S. 44, Ich habe erfahren, dass es das Kompetenznetz Depression, Suizidialität gibt. Was ist das?)

- **Freunde fürs Leben e. V.**
  www.frnd.de
  Internetauftritt von Hinterbliebenen, die rund um das Thema Suizid und Depressionen (vor allem bei Jugendlichen und jungen Erwachsenen) informieren. Mit Check: Ist mein Freund in Gefahr?, Wissenstest, Selbsttest.

- **Weitere Adressen für die Krisenintervention**
  www.krisen-intervention.de
  „Hilfe und Informationen für Menschen in Krisen" anklicken, dann scrollen und ein Klick auf Adressen zum Thema Krisenintervention in Deutschland, Österreich und der Schweiz. Umfangreiche Liste, nach PLZ geordnet.

- **Homepage von Dr. phil. Wolfram Dorrmann**
  wolfram.dorrmann@ivs-nuernberg.de
  Institut für Verhaltenstherapie, Verhaltensmedizin und Sexuologie (IVS)
  Nürnberger Str. 22, 90762 Fürth
  Tel. 09 11-787 27 27, Fax 09 11-787 27 29

Tipps für Familie und Freunde

Eine Depression beeinträchtigt nicht nur das Leben des Betroffenen, sondern auch sein Umfeld. Es ist nicht leicht, als Angehöriger oder Freund damit umzugehen, auch weil man sich als Außenstehender nicht wirklich in die Lage eines depressiven Menschen versetzen kann. Daher ist das Wichtigste: Verständnis zeigen und den Betroffenen ernst nehmen.

Der Erkrankte sollte an kleineren Entscheidungen beteiligt und nach seiner Meinung gefragt werden. Dabei gilt: nicht überfordern, aber auch nicht völlig entlasten. Schwer wiegende Entscheidungen zu Themen wie Trennung, Kündigung oder Umzug können während einer depressiven Episode nicht getroffen werden, da für den Betroffenen das Leben in einer ganz verzerrten Perspektive erscheint.

Sagen Sie auf keinen Fall:

„Reiß dich zusammen!“
„Das wird schon wieder!“
„Hör auf, dich selbst zu bemitleiden!“
„Du hast doch wirklich keinen Grund zu jammern!“

Sagen Sie lieber:

„Ich bin für dich da.“
„Du bist nicht allein. Wir schaffen das.“
„Kann ich etwas für dich tun?“
„Ich verlasse dich nicht.“

Weitere Informationen im Internet:
Verbände und Initiativen der Angehörigen psychisch Kranker

- Bundesverband der Angehörigen psychisch Kranker e.V.
  www.psychiatrienetz.de
- Arbeitsgemeinschaft Angehöriger psychisch Kranker in Niedersachsen und Bremen ANGEHÖRIGENPOST
  www.aanb.de
- Angehörige psychisch Kranker LV Berlin e.V.
  www.ang-psych-kr.de
- Landesverband Bayern der Angehörigen psychisch Kranker e.V.
  www.lvbayern-apk.de
- Landesverband Baden-Württemberg der Angehörigen psychisch Kranker e.V.
  www.lvbwapk.de

- Landesverband Hessen der Angehörigen psychisch Kranker e.V.
- Landesverband Brandenburg der Angehörigen psychisch Kranker e.V.
  www.psychiatrie-selbsthilfe-brandenburg.de
- Landesverband NRW der Angehörigen psychisch Kranker e.V.
  www.lv-nrw-apk.de
- Verein der Angehörigen psychisch Kranker Münster
  www.trialog.sh
- Landesverband der Angehörigen psychisch Kranker in Sachsen e.V.
  www.lvapk-sachsen.de
- Landesverband der Angehörigen psychisch Kranker Sachsen-Anhalt e.V.
- Landesverband Mecklenburg-Vorpommern der Angehörigen und Freunde psychisch Kranker e.V.
  www.lichtblick-newsletter.de/anmv.html
- Angehörige psychisch Kranker e.V. Kreis Warendorf (NRW)
  www.apkwaf.de
- EUFAMI Europ. Vereinigung der Angehörigen psychisch Kranker
  www.eufami.org

Kapitel 10

Forschung: Der Depression auf der Spur

Seit den 1950er-Jahren, als die ersten Antidepressiva zur Behandlung von Depressionen auf den Markt kamen, hat sich viel getan. Die Forschung arbeitet auf unterschiedlichen Gebieten daran, die Krankheit schneller zu erkennen und effektiver behandeln zu können. Dazu soll auch das Institut für Qualität und Wirtschaftlichkeit im Gesundheitswesen (IQWiG) beitragen, das Therapien bei Depressionen im Hinblick auf Nutzen und Qualität untersucht.

Was sind bildgebende Verfahren und was haben sie mit Depressionen zu tun?

Dr. Carsten Diener & Dipl.-Psych. Maren Struve

In den letzten Jahrzehnten sind im Bereich der Psychologie und Medizin bahnbrechende Erkenntnisfortschritte zu verzeichnen, die zunehmend zu einem genaueren Verständnis der neurobiologischen Grundlagen unseres Erlebens und Verhaltens beitragen. Aufgrund des technischen Fortschritts ist es heute möglich, dem lebenden Gehirn gewissermaßen bei seiner Arbeit zuzusehen. Aktuellen Schätzungen zufolge erleben über 15 Prozent aller Erwachsenen auf der Welt im Laufe ihres Lebens eine depressive Episode. Nicht zuletzt diese immense Zahl von Betroffenen fordert die Wissenschaft heraus, ein genaueres Bild der Ursachen und Behandlungsmöglichkeiten dieser leidvollen Erkrankung zu entwickeln. Mit Hilfe der bildgebenden Verfahren ist es in den letzten Jahrzehnten möglich geworden, Einblicke in die Struktur und Funktion des Gehirns von Menschen mit einer Depression zu erlangen, die einerseits zunehmend die neurobiologischen Mechanismen während einer depressiven Episode entschlüsseln. Andererseits geben die bildgebenden Verfahren aber auch Hinweise auf die Behandelbarkeit der im depressiven Geschehen veränderten Hirnprozesse.

Bei der Suche nach möglichen Auffälligkeiten im Gehirn von Menschen, die an einer Depression leiden, tragen die modernen bildgebenden Verfahren auf ganz unterschiedlichen Ebenen zum Erkenntnisgewinn bei. Mit der Einführung der Computertomographie (CT) und der Kernspin- oder Magnetresonanztomographie (MRT) in den 70er-Jahren des letzten Jahrhunderts erlebte die Forschung einen nachhaltigen Aufschwung. Bei der Frage, ob bestimmte Hirnregionen bei depressiven Menschen im Vergleich zu Personen ohne eine Depression strukturelle Abweichungen aufweisen, sind bislang Veränderungen maßgeblich für vier Hirngebiete herausgearbeitet worden. In mehreren Untersuchungen an depressiven Patienten konnten Veränderungen in der Substanz und Struktur aufgezeigt werden. Am besten erforscht sind bei depressiven Patienten die Stressverarbeitung und ihre hemmende Wirkung auf die Neubildung von Nervenzellen.

Wie sich gezeigt hat, sind im Rahmen einer depressiven Erkrankung ganz bestimmte Hirnregionen in ihrer Struktur und ihrem Funktionszustand verändert. Symptomatisch gehen diese neurobiologischen Veränderungen oft mit Passivität, anhaltenden Entscheidungsschwierigkeiten, einer ausgeprägten Lethargie und Rückzugstendenzen der Erkrankten einher. Fest steht, dass während einer Depression ein umschriebenes Netzwerk von Hirnstrukturen, die für die Emotionsverarbeitung bedeutsam sind, an verschiedenen Stellen in seinem Zusammenspiel beeinträchtigt sein kann. Das begründet in der Summe die erlebten emotionalen und kognitiven Beschwerden der Patienten. Allerdings müssen die Ergebnisse bildgebender Untersuchungen auch mit Vorsicht interpretiert werden, da sich über die verschiedenen Studien hinweg immer eine große Streubreite in den Ergebnissen zeigt und manche Befunde noch durch Wiederholungsuntersuchungen abgesichert werden müssen.

Mit dem zunehmenden Wissen über die neurobiologischen Grundlagen der Depression wachsen gleichzeitig die Möglichkeiten der therapeutischen Einflussnahme, sowohl in pharmakologischer wie psychotherapeutischer Hinsicht. Die neurobiologische wie auch die neuropsychologische Forschung der letzten Jahre zeigt immer deutlicher, dass das menschliche Gehirn als plastisches, also veränderliches System zu verstehen ist. Gerade der Befund, dass sich neurobiologische Veränderungen nicht nur mit pharmakologischen, sondern auch mit psychotherapeutischen Mitteln bewirken lassen, zeigt das Potenzial beider Behandlungsmethoden.

Dr. Carsten Diener & Dipl.-Psych. Maren Struve
Lehrstuhl für Neuropsychologie und Klinische Psychologie
an der Ruprecht-Karls-Universität Heidelberg
Zentralinstitut für Seelische Gesundheit Mannheim
68159 Mannheim
Tel. 06 21-17 03 63 07, Fax 06 21-17 03 63 05
diener@zi-mannheim.de

Was macht das Institut für Qualität und Wirtschaftlichkeit (IQWiG) im Gesundheitswesen im Zusammenhang mit Depressionen?

Am 1. Januar 2005 hat das unabhängige Institut für Qualität und Wirtschaftlichkeit (IQWIG) offiziell seine Arbeit aufgenommen. Es soll auf der einen Seite helfen, den Kostenanstieg im Gesundheitswesen zu dämpfen. Auf der anderen Seite bringt es mehr und bessere Informationen für Patienten, die angesichts der Vielfalt an Therapie- und Behandlungsmöglichkeiten schon mal den Überblick verlieren. Für Patienteninformationen hat das IQWIG eine eigene Abteilung eingerichtet. Im Internet kann man unter *www.iqwig.de* jeweils den aktuellen Stand des Forschungsauftrags verfolgen. Dort werden auch, für alle Leser verständlich, die Ergebnisse präsentiert.

Was sind die Vor- und Nachteile einer Therapie? Wie verlässlich sind Studien? Welche Folgen hat das für die Patienten? Antworten auf diese und viele andere Fragen will das IQWIG geben. Und zwar Ärzten, Krankenkassen, der Politik und auch den Patienten. Ein zentraler Auftrag, den das IQWIG vom Bundesministerium für Gesundheit und Soziale Sicherung (MBGS) erhalten hat: medikamentöse und nichtmedikamentöse Therapien bei Depressionen prüfen. Der konkrete Auftrag unter der Nummer A05/20 lautet: „Nutzenbewertung von trizyklischen Antidepressiva, Serotonin-Wiederaufnahme-Hemmern und Serotonin-Noradrenalin-Wiederaufnahme-Hemmern bei Patienten mit Depressionen, auch im Vergleich untereinander".

Das IQWIG beurteilt objektiv Nutzen und Qualität von Medikamenten und Therapien – auch bei Depressionen.

Unter die Lupe nehmen die Experten sowohl Arzneimitteltherapien als auch sonstige Behandlungen. Dabei wird verglichen, welche Therapien den besten Einfluss auf Lebensqualität, Lebensverlängerung und Vermeidung von Komplikationen haben. Therapiealternativen sollen vor allem danach bewertet werden, ob sie für den Patienten eine Verbesserung bringen. Man darf gespannt sein, welche konkreten Folgen sich für die Behandlung von Depressionen ergeben.

Institut für Qualität und Wirtschaftlichkeit im Gesundheitswesen (IQWiG)
Dillenburger Str. 27, 51105 Köln
Tel. 02 21-3 56 85-0, Fax 02 21-3 56 85-1
info@iqwig.de
www.iqwig.de

Gibt es ein Depressionsgen?

Genetische Faktoren spielen eine Rolle bei Depressionen. Das ist unumstritten. Darum ist es leider eine Tatsache, dass die Wahrscheinlichkeit, depressiv zu werden, bis zu dreimal höher ist, wenn Eltern oder Geschwister an einer Depression erkrankt sind. An der genetischen Veranlagung sind, so Experten, aber wohl mehrere Gene beteiligt. In welchem Wechselspiel diese mit anderen Faktoren wie Lebensumstände und Stoffwechsel stehen, muss noch weiter erforscht werden. Wissenschaftler haben bislang ein Gen mit der Bezeichnung 5-HTT identifiziert, das mit darüber entscheidet, ob ein Mensch seelische Belastungen gut verarbeiten kann oder nicht. Für die Patienten hat dies allerdings keinerlei praktische Auswirkungen.

Hirnimplantate gegen Depressionen – wird das wirklich gemacht?

Bei dieser Form der Depressionstherapie handelt es sich um die so genannte Tiefenhirnstimulation, kurz: DBS für „deep brain stimulation". Kanadische Wissenschaftler haben, so eine neue Studie, Menschen mit schweren Depressionen durch elektrische Stimulation an der richtigen Stelle tief im Gehirn erfolgreich behandelt. Vier der sechs Patienten, bei denen andere Therapien wirkungslos geblieben waren, ging es nach der Behandlungszeit von sechs Monaten deutlich besser.

Anders als bei der Elektrokrampftherapie (s. a. S. 119, Was ist eine Elektrokrampftherapie?) wird das Gehirn nicht von außen, sondern von innen unter Strom gesetzt. Dem Patienten werden Elektroden implantiert. Diese sind mit einem Gerät verbunden, das elektrische Impulse erzeugt. Spannung, Impulsdauer und Impulsfrequenz werden ganz individuell eingestellt. Jeden Monat überprüfen die Wissenschaftler die Wirksamkeit der Behandlung. Die Ergebnisse sind bisher recht viel versprechend. Fazit: Es ist grundsätzlich möglich, schwere Depressionen durch Stromstöße in einem bestimmten Bereich des Gehirns zu lindern. Das könnte auf längere Sicht für Betroffene, denen bisher keine der einschlägigen Behandlungsformen helfen konnte, eine weitere Chance sein.

Stimmt es, dass die Forschung nach neuen Medikamenten gegen Depressionen sucht?

Dr. Marcus Ising

Die Anzahl gegenwärtig zugelassener Antidepressiva, also Medikamente gegen Depressionen, ist groß. Die zugelassenen Präparate haben sich in klinischen Studien als wirksam erwiesen. Jedoch profitieren nicht alle Patienten gleichermaßen von einer Behandlung. Zudem ist die Wirklatenz, also die Zeit zwischen Beginn der Behandlung und dem Eintritt einer spürbaren Wirkung, mit durchschnittlich zwei bis vier Wochen relativ hoch. Im Einzelfall kann die Dauer bis zum Wirkungseintritt weit höher liegen und intensivierte Behandlungsstrategien erfordern. Das dritte bestehende Problem sind Nebenwirkungen, die auch bei modernen Antidepressiva auftreten können, etwa Gewichtszunahme, sexuelle Funktionsstörungen oder Herz-/Kreislauf-Probleme. Es besteht somit noch erheblicher Bedarf an neuen effektiveren, schneller wirksamen und nebenwirkungsärmeren Medikamenten.

Die gegenwärtig verfügbaren Antidepressiva sind trotz unterschiedlicher chemischer und pharmakologischer Eigenschaften hinsichtlich ihres Wirkprinzips vergleichbar. Sie führen zu einer erhöhten Verfügbarkeit bestimmter Botenstoffe im Gehirn – den Monoaminen, die für den Informationsaustausch bestimmter Nervenzellen erforderlich sind. Insbesondere Serotonin und Noradrenalin spielen hier eine Rolle. Grundlagenforschung und klinische Forschung haben gezeigt, dass weitere Botenstoffe an Entstehung und Aufrechterhaltung der Depression beteiligt sind und daher potenzielle Angriffspunkte für eine medikamentöse Behandlung darstellen. Es handelt sich um hormonähnliche Botenstoffe, so genannte Neuropeptide. Hier sind vor allem das Neuropeptid Substanz P sowie die Neuropeptide des Stresshormonsystems, CRH und Vasopressin, zu nennen.

Substanz P hat einen bedeutsamen Einfluss auf die Wirkweise von Serotonin und Noradrenalin. Die Effekte von Substanz P werden über so genannte Neurokinin-Rezeptoren (NK) vermittelt. Stoffe, die hemmend auf den Neurokinin-Rezeptor 1 wirken, sind gegenwärtig in der klinischen Entwicklung als potenzielle Antidepressiva. Die Neuropeptide CRH und Vasopressin sind für die Anpassung des Organismus an Stress und Belastung sowie für die emotionale Verarbeitung belastender Erlebnisse wichtig. Viel versprechende Antidepressiva-Kandidaten sind daher Substanzen, die die Aufnahme von CRH und Vasopressin an den dafür zuständigen Rezeptoren hemmen. Zudem werden Medikamente entwickelt, die indirekt auf die Ausschüttung der Neuropeptide des Stresshormonsystems einwirken. Hier sind vor allem Substanzen zu nennen, die hemmend auf die so genannten Glukokortikoidrezeptoren wirken. Diese Entwicklungsansätze verfolgen vor allem die Ziele, die Wirklatenz, also die Zeit bis zum Wirkungseintritt, zu verkürzen und die Nebenwirkungen zu reduzieren. Denn es handelt sich um Stoffe, die gezielter und spezifischer auf die mutmaßlich für Entstehung und Aufrechterhaltung der Depression verantwortlichen Botenstoffe einwirken.

Zukünftige Strategien der Medikamentenentwicklung werden die Individualität der Patienten stärker berücksichtigen. Dies wird möglich durch die Fortschritte in der noch jungen Disziplin der Pharmakogenetik/Pharmakogenomik. Denn die optimale Wirkungsentfaltung von Medikamenten stellt sich längst nicht bei allen Patienten ein. Sie ist von individuellen biologischen Faktoren abhängig, die durch das genetische Profil der Patienten und so genannte epigenetische Faktoren bestimmt sind. Das optimale Medikament, das gleichermaßen effektiv, schnell wirksam und nebenwirkungsarm ist, lässt sich nur durch eine individualisierte Medizin erreichen. Die gegenwärtige Entwicklung spezifisch wirkender Medikamente ist ein erster wichtiger Schritt.

Dr. Marcus Ising
Max-Planck-Institut für Psychiatrie
AG Psychobiologie
Kraepelinstraße 10, 80804 München
Tel. 089-306 22-430, Fax 089-306 22-605
ising@mpipsykl.mpg.de

Literatur

Archives of General Psychiatry 62, 2005, 29.

Arthritis & Rheumatism 52, 2005, 1577–1584.

American Journal of Preventive Medicine 28, 2005, 1–8.

Baron-Cohen, Simon: Vom ersten Tag an anders. Das weibliche und das männliche Gehirn. Patmos Verlag 2004.

Beatson, J. u. a. Predisposition to depression: the role of attachment. Australian and New Zealand Journal of Psychiatry 37, 2003.

BMJ online, 10.2.2005.

Bopp, Annette/Herbst, Vera: Handbuch Medikamente, Stiftung Warentest, 6. überarb. Aufl. 2004.

Deutsche Angestellten Krankenkasse (DAK) – Gesundheitsreport 2005.

Freisleder, Franz Joseph u. a. (Hrsg.): Depression, Angst, Suizidalität. Affektive Störungen im Kindes- und Jugendalter. W. Zuckschwerdt Verlag 2001.

Gaebel, Wolfgang/Merkle, Ralph: Versorgungsleitlinien für depressive Störungen in der ambulanten Praxis. ZaeFQm 2003. 97 Suppl. IV, 80–89.

Hegerl, Ulrich u. a.: Das Rätsel Depression. Eine Krankheit wird entschlüsselt. C. H. Beck Verlag 2005.

Hesse, Andrea M.: Schatten auf der Seele. Wege aus Depression und Angst. Verlag Herder (Herder spektrum 5294), 3. Aufl. d. überarb. Neuausg. 2005.

Hesse, Andrea M.: Wendepunkte – Wie Frauen aus der Depression finden. Verlag Herder (Herder spektrum 5491) 2005.

Harlow, B. L. u. a.: Depression and its influence on reproductive endocrine and menstrual cycle markers associated with perimenopause. 2003.

Nature Reviews Drug Discovery 10. 1038/nrd 1634 (2005).

Niklewski, Günter/Rieche-Niklewski, Rose: Depressionen überwinden. Stiftung Warentest, 2. Aufl. 2003.

Psychologie heute, Januar 2004.

Psychologie heute, November 2004.

Rohde, Anke/Marneros, Andreas: Die vielen Gesichter der Depression. Uni-Med Verlag 2001.

Schek, Alexandra: Einfluss der Ernährung auf Depressivität und Stresstoleranz. Ernährungs-Umschau 50, 2003, Heft 5, S. 164–170.

Stern, Sonderheft „Gesund Leben", März 2005.

Techniker Krankenkasse Gesundheitsreport: Auswertungen 2005, Teil 1. Arbeitsunfähigkeiten o. J.

Yusuf, S. et al.: Effect of potentially modifiable risk factors associated with myocardial infarction in 52 countries (the Interheart study): case control study. Lancet 364, 937, 2004.